Grundzüge

einer

Propädeutik

zum

Studium der Heilkunde

von

Dr. Joh. Mich. Leupoldt,

Professor der Heilkunde in Erlangen.

Berlin und Leipzig,

bei G. Reimer.

1826.

Den Herren

Eduard von Schenk,

Königl. Bayer. Ministerialrathe, Vorstande des obersten Kirchen- und Schulraths rc.

Joh. Nepomuk Ringseis,

Königl. Bayer. Obermedicinalrathe, Referenten im Ministerium des Innern rc.

Hochachtungsvoll

der

Verfasser.

Vorrede.

Seit 1818 halte ich Vorträge über Propädeutik zum Studium der Heilkunde. Aber ich konnte mich nie entschließen, dabei Einem der vorhandenen Lehrbücher auch nur größten Theils zu folgen. Ich lege aber diesen Vorträgen überhaupt eine besondere Wichtigkeit bei, da sie mir den Zögling der Heilkunde in Bezug auf wesentlichen Charakter, äußeren Umfang und innere Organisation seines Faches Ein Mal für alle Male orientiren und in dessen Innerstem für sein ganzes ferneres Studium den rechten Grundton anschlagen zu sollen scheinen. Dazu reicht aber eine dürftige formale Encyklopädie und eine dieser entsprechende trockne Methodologie durchaus nicht hin. Genau aber zu bestimmen, was dazu noch gehöre, ist nicht so leicht, als es wohl Manchem im ersten Augenblicke scheinen mag. Demnach legte ich mir ein Heft an, das ich aber bei jedesmaligem Wiederhalten dieser Vorträge über- und zum Theil umarbeitete.

Um nun aber sicherer dazu beizutragen, daß zum Studium der Heilkunde sich wendende Jünglinge in Bezug auf jene bald eine gewisse tiefere und lebendigere geistige Anregung erfahren mögen und um eine gewisse „ideale Jugend-Gluth, ohne welche das Leben nicht reifen mag," möglichst unbeschadet einer klaren, ernsten Besonnenheit, erfolgreicher anfachen zu helfen — schien mir ein möglichst freier Vortrag sehr nöthig. Diesen durch Diktiren unterbrechen wollt' ich eben so wenig, als ohne das Hülfsmittel des „Schwarz auf Weiß" leicht zu viel davon verloren gehen lassen. Daß der noch weniger geübte Zuhörer selbst das Rechte und Nöthige aus dem freien Vortrage herausgreife und niederschreibe, konnt' ich nicht erwarten. So war ich denn bereits vor ungefähr 4 Jahren entschlossen, einen Leitfaden für jene Vorträge drucken zu lassen.

Da erschienen Ludov. Herm. Friedlaenderi de institutione ad medicinam libri duo, Halae 1823. Nicht blos der sehr ehrenwerthe Verfasser dieses Buches selber glaubte, mit demselben die noch das meiste Zutrauen geniesenden Lehrbücher der um ärztliche Bildung so verdienten Herren Burdach und Conradi überboten zu haben, sondern jenes Buch wurde auch bald in mehreren Literaturzeitungen mit großer Auszeichnung anerkannt. Ich selbst glaubte anfangs mein Vorhaben aufgeben zu dürfen, wenn ich nicht ohne Noth die Zahl der Bücher vermehren wollte.

Allein trotz dem mußt' ich mich bei wiederholten Vorträgen in manchen wichtigen Punkten doch wieder näher an mein, im Einzelnen unterdeß fortwährend einer Metamorphose unterliegendes, Heft anschließen und endlich die Ueberzeugung fassen: der Druck desselben werde wenigstens meinen Vorträgen sehr ersprießlich, leicht aber auch anderen Lehrenden und Lernenden nicht ganz unwillkommen seyn. Und so wurd' er veranstaltet.

Die nähere Rechtfertiguug deßhalb, besonders dem Friedländer'schen Werke gegenüber, kommt wesentlichst auf folgende Punkte zurück. Zwar darf wohl das zweite und dritte Buch dieser Grundzüge, die (formelle) Encyklopädie und die Methodologie, eine aufmerksame Vergleichung mit den entsprechenden Kapiteln jenes Werkes nicht scheuen; insbesondere aber schien mir der ganze übrige Inhalt noch manches zu wünschen übrig zu lassen. Nicht blos nämlich schien es — was zuerst nur die äußere Anordnung betrifft — natürlich, vor Allem Begriff und Wesen der Heilkunde für sich zu entwickeln; das Eigenthümlichste der Heilkunde im Vergleiche mit anderen Wissenschaften, Berufsarten und wesentlichen Interessen der Menschheit bemerklich zu machen und die hauptsächlichsten Beziehungen jener zu diesen anzudeuten — und dann erst die daraus von selbst hervorgehenden Anforderungen an denjenigen aufzuzeigen, der Arzt werden will. Sondern es schienen mir noch mehr die Grundbegriffe von Leben und Tod, lebendig und leblos, von Organismus, organisch und unorganisch, von Physischem und Psychischem, Mikrokosmos und

Makrokosmos, von Wechselwirkung überhaupt, von Gesundheit und Krankheit, von Heilung u. s. w. einer Darstellung in einem tieferen und festeren eigentlich wissenschaftlichen Zusammenhange so bedürftig als fähig. Ebenso schien mir, auf eine tiefer und strenger wissenschaftliche Weise dem, besonders seit einigen Jahrzehenden so vielfach abgenutzten Gerede über den wissenschaftlichen Charakter der Heilkunde, über das Verhältniß derselben einerseits zur Erfahrung und andrerseits zur Speculation, zur Philosophie, sowie über Empirie, Erfahrungswissenschaft, Heilkunst 2c. — das Anfänger, die wenigstens historisch das blos Modische und Temporäre daran nicht sogleich erkennen können, bedeutend fehlleiten kann — begegnet werden zu mussen. Gelegenheiten, bei denen nach einer sehr naturlich und einfacher-scheinenden historisch-philosophischen, mit Religiosität befreundeten, Grundansicht, in der lebendige Anschauung und wissenschaftliche Methode sich innig vereinigt zu halten streben, gewisse gegenseitig feindliche Grundeinseitigkeiten im Bereiche ärztlicher Ansichten und Verfahrungsweisen einestheils als solche dargestellt, anderntheils aber auch unter hoheren Gesichtspunkten zum Ganzen versammelt und in diesem gegenseitig versohnt werden können und sollen. — Daß ich dabei die jungen Leser dieser Grundzüge öfters auch noch auf mein Buch; Paieon oder Popularphilosophie der Heilkunde und ihrer Geschichte, zugleich ein medizinischer Reformationsalmanach für gebildete Verehrer und Verächter der Heilkunde überhaupt und zu bildende Aerzte insbesondere. Erl. 1826 — verwies, wird man hoffentlich nicht ungeeignet finden.

Von der andern Seite findet man aber vielleicht die Vergleichung dieser Grundzuge mit dem Friedländer'schen Werke und ähnlichen fur erstere auch leicht sehr nachtheilig. Dieß wohl vor Allem von Seite der Literatur.

Diesen großentheils wohl nur scheinbaren Nachtheil, der ja so leicht zu vermeiden gewesen wäre, hab' ich nun aber meinen Grundzügen mit Vorbedacht bereitet. Ich bin nämlich der festen Ueberzeugung: daß erstlich die Literatur jeder einzelnen Disciplin der Natur- und Heilkunde mit viel mehr Nutzen für den Medizin Studirenden theils erst dann angegeben werde, wann derselbe Vorlesungen über das einzelne Fach hört, die denn wohl auch der dem besonderen Fache vorzugsweise angehörige Lehrer füglicher wahlen kann; theils beim Studium der Literärgeschichte der Medizin — und daß zweitens die wirklich beim Vortrage der Propädeutik zur Heilkunde bekannt zu machende Literatur dem Anfänger leicht in so großer Maße gegeben werden könne, wie er sie nicht nur nicht bedarf und brauchen kann, sondern wie er sogar in die Lage gesetzt werden kann, „vor Wald die Bäume nicht zu sehen." Deshalb hab' ich auch von Seite dieses Theils der Literatur nur eine spärliche Auswahl getroffen; glaube aber dabei auch dadurch, daß ich, anstatt sie in den Text zu zerstreuen, dieselbe für sich zusammen- und leicht übersehbar dar- gestellt habe, eher wohl, als übel gethan zu haben. In anderer Rücksicht, als in Bezug auf die Mehrheit der Anfänger im Studium der Heilkunde, mag jener größere Literaturreichthum recht lobenswerth seyn.

So hab' ich denn auch einer kürzesten Uebersicht der Geschichte der Heilkunde in meinen Grundzügen keinen Raum gestattet, weil ich keine Gelegenheit geben wollte, den Wahn erzeugen zu helfen, als habe der künftige Arzt genug daran und bedürfe eines weiteren Studiums der Geschichte seines Faches nicht. Wahrlich dieses wird in der neueren Zeit schmählich vernachläßigt und damit verloren, was in so mancher Hinsicht vorzüglich orientiren helfen könnte bei den nicht so ganz seltenen abentheuerlichen Gedankenfahrten im Gebiete der Heilkunde.

So denk' ich von der Sache. Und obwohl ich vor vielen Recensenten wenig Respect habe; so bin ich doch immer ernstlicher gefaßt, von achtbaren Kritikern mich belehren zu lassen, als es höchst wahrscheinlich oft modisch sehr de- und weh-müthig erscheinende Vorredner sind. Ganz besonders erfreulich aber sollte mir der Beifall der beiden hochverehrten Männer seyn, deren Namen diesen Blättern vorgesetzt sind.

Erlangen im August 1826.

Uebersicht des Inhalts.

Seite

Seite

Einleitung.

Ueber Begriff und Zweck der Propädeutik zum Studium der Heilkunde.

§. 1.

Die Propädeutik zum Studium der Heilkunde hat denen, welche Aerzte werden wollen, diejenige allgemeine Belehrung zu gewähren, die allem medizinischen Unterrichte selbst vorausgehen, auf diesen erst gehörig vorbereiten und später den Genuß desselben von Seite der Lernenden selber beleben, ordnen, leiten und hinlänglich fruchtbar machen helfen, ja wohl selbst noch gründliche Prufung veranlassen und unterstutzen soll bei denen, die ärztlicher Wissenschaft und Kunst sich widmen wollen: ob sie auch zum Studium und zur Ausübung letzterer wirklich vorzugsweise tauglich seien oder nicht.

§. 2.

Die von der Propädeutik zum Studium der Heilkunde zu leistende allgemeine Belehrung betrifft übrigens, etwas näher bestimmt:

1) Begriff und Wesen der Heilkunde überhaupt — deren wesentliche Beziehungen zum gesammten Daseyn und namentlich zu den wesentlichsten Interessen der

Menschheit — die Eigenartigkeit des ärztlichen Wissens, Forschens und Wirkens sowohl an sich, als im Verhältnisse zu Wissenschaft, Kunst und Religion überhaupt und zu anderen Wissenschaften und Berufsarten insbesondere — die zum Studium der Heilkunde und ihrer Ausubung erforderlichen physischen und psychischen Eigenschaften;

2) ist Sache einer solchen Propädeutik, kennen zu lehren die einzelnen das Ganze der Heilkunde integrirenden Theile (medizinische Doktrinen, Disciplinen, Partial-Wissenschaften 2c.), — den besonderen Inhalt und Zweck jedes dieser Theile und das Verhältniß eines jeden sowohl zu anderen, als zu ihrem gemeinschaftlichen Ganzen;

3) endlich hat die Propädeutik zum Studium der Heilkunde Anweisung zu geben, auf welche Art und Weise überhaupt und in welcher Zeitordnung insbesondere sämmtliche Theile des Ganzen der Heilkunde am zweckmäßigsten mit und nach einander zu studiren und zu üben sind.

§. 3.

Und demnach wird die ganze Propädeutik zum Studium der Heilkunde füglich in drei Hauptabtheilungen (Büchern) und zwar unter den folgenden drei Aufschriften vorgetragen:

I. Kritik der Heilkunde und des ärztlichen Berufs an sich und im Verhaltnisse zu anderen Wissenschaften und Berufsarten, so wie der wesentlichen Erfordernisse werden zum Arzt. (§. 2. N. 1.)

II. Encyklopädie der Heilkunde. (§. 2. N. 2.)

III. Methodologie des Studium der Heilkunde überhaupt und der praktischen Vorbereitung zu ihrer Ausübung insbesondere (§. 2. N. 3.)

Anmerkung über Synonyme von Heilkunde. Unter den deutschen Benennungen des gesammten ärztlichen Wesens dürfte wohl „Heilkunde" im Allgemeinen am brauchbarsten seyn. Die beiden nächstverwandten Benennungen „Heilwissenschaft" und „Heilkunst" führen entgegengesetzte Vereinseitigungen dessen mit sich, was Heilkunde mehr im Mittelpunkte bezeichnen dürfte; was wenigstens im Verfolg dieser Blätter dadurch soll bezeichnet werden. — Ganz das Analoge gilt in Bezug auf „Arzneiwissenschaft" („Arzneigelahrtheit"), „Arzneikunst" und „Arzneikunde". Die letzte Benennung dürfte selbst zwar insofern der: „Heilkunde" gleich zu setzen seyn, als man, wie es wohl ursprünglich geschah, das Wort „Arznei" unmittelbar von Arzt (artista κατ' ἐξοχην) ableitete und also überhaupt „ärztliches Wesen" bedeuten ließe. Allein sofern gegenwärtig allgemein unter dem Worte Arznei unmittelbar Heilmittel aus der Apotheke verstanden werden, so behält auch demnach Heilkunde den Vorzug. — In Bezug auf die häufig damit gleichbedeutend gebrauchte und aus dem Lateinischen geborgte Benennung „Medizin" ist vor Allem zu bemerken, daß dieselbe in weiterem und engerem Sinne gebraucht wird; bald nämlich Chirurgie und Geburtshülfe mit dem übrigen ärztlichen Wesen ein-, bald jene beiden ausschließend und nur einen dritten Theil des letzteren Ganzen bezeichnend. Wenn dasselbe in dieser Propädeutik gebraucht wird ohne den Zusatz „im engeren Sinne", so ist es in weitester Bedeutnng und gleichbedeutend mit Heilkunde gebraucht. Uebrigens ist das lateinische medicina immer nur ein Adjectivum, und dabei bald ars (= Heilkunst), bald res (= Heilmittel, Arznei), bald officina oder taberna (= Buden, in welchen in früheren Zeiten bei den Römern solche Personen, die sich mit Heilung von Krankheiten durch Arzneien abgaben, ihre Mittel und Künste feilhielten) rc. zu ergänzen. — —

Das griechische ιατηρια, ιατρικη, ιητρικη ist ebenfalls nur Beiwort und dabei τεχνη zu suppliren; ist aber übrigens fast nur noch in einigen Zusammensetzungen gebräuchlich, wie z. B. jatromechanisch, chemiatrisch, Psychiatrie u. dergl. Wo, was selten geschieht, Jaterie für sich gebraucht wird, bezeichnet es nicht sowohl das ganze ärztliche Wesen, sondern mehr nur die Lehre vom Kurgeschäfte.

Erstes Buch.

Kritik der Heilkunde und des ärztlichen Berufs an sich und im Verhältnisse zu anderen Wissenschaften und Berufsarten, so wie der wesentlichen Erfordernisse zum Arzt werden.

Erstes Kapitel.

Begriff und Wesen der Heilkunde.

§. 4.

Heilkunde ist der Inbegriff der Lehren über Natur und Bedingungen der gesunden und krankhaften Zustände des thierischen und menschlichen Lebens; über die Art und Weise, letztere in der Wirklichkeit gehörig zu erkennen, und über die Mittel und Wege, die Gesundheit zu erhalten und zu erhöhen, Krankheiten aber zu heilen oder wenigstens zu lindern.

Um die Heilkunde, als Arzt, auszuüben, werden noch Uebung im Erkennen und Unterscheiden der gesunden und krankhaften Zustände, wie sie in der Wirklichkeit vorkommen, und Erwerbung besonderer körperlicher Fertigkeiten Behufs des Heilgeschäfts erfordert.

Erste Anmerkung. Auch das Wort „Arzt" wird in engerer und weiterer Bedeutung gebraucht; in ersterer den Chirurgen und Geburtshelfer ausschließend und nur denjenigen bezeichnend, der vorzugsweise durch andere Mittel, als mechanische, nur sogenannte innere Lebenszustände behandelt — in letzterer aber denjenigen bezeichnend, der mit Mitteln jeder Art Zustände des thierischen und menschlichen Lebens jeder Art behandelt.

Zweite Anmerkung. Mit Unrecht äußert man sich nicht blos beiläufig und scheinbar unbedacht oft so, daß zu schließen ist: Werkthätige Sorge für Erhaltung und Erhöhung der Gesundheit gehöre nicht mit zum Berufe der Heilkunde; sondern wird dasselbe sogar geradezu von Aerzten selbst behauptet, z. B. von Burdach in dessen Propädeutik zum Studium der gesammt. Heilk. §. 44. — Wie wahr dagegen ist, was vom Gegentheil Fr. Hoffmann (opuscula physico-medica, T. I, Vlm. 1725. praefat.) sagt: Quocirca, si dicere licet quod res est, potestas medici vtique plus in praeservandis morbis et avertendis gravioribus malis, quam in eorum remotione atque exstirpatione versatur — wobei er sich auf die Uebereinstimmung mit den ehrwürdigsten Heroen der alt-griechischen Heilkunde beruft und berufen kann — wird die Propädeutik später bemerklich machen (§. 52. 53. 56.)

Nahere Erläuterung der einzelnen den Begriff der Heilkunde bezeichnenden Ausdrücke.

1. Leben — lebendig — leblos — todt.

§. 5.

Man unterscheidet zwar gewöhnlich, und nicht ganz mit Unrecht, das gesammte uns Menschen wahrnehmbare Daseyn, wie es gegenwärtig eben erscheint, einerseits in Lebendiges, andrerseits in Lebloses oder Todtes. Allein dieser Unterschied und was mit ihm unmittelbarer zusammenhangt, wird leicht mißdeutet. Um sich diese Sache richtig vorzustellen, ist Folgendes gehörig zu bedenken.

§. 6.

a) Dieser Unterschied ist kein absoluter, sondern vielmehr nur ein sehr relativer, sofern dasjenige, was man gemeinhin leblos oder todt nennt, genauer betrachtet, eigentlich nur im Uebergange begriffen ist von einer Form zu anderen Formen des lebendigen Seyns, in welchem Uebergangszustande sich immer noch ein Rest des Lebens der vorigen Art und Regungen eines neuen andersartigen zugleich finden. Z. B. verwesende pflanzliche und thierische Theile, deßgleichen Erdarten rc. in Pflanzen und Thiere übergehend, indem sich theils bereits vorhandene Thiere und Pflanzen von jenen nur nähren, theils ursprünglich, mittels sog. generatio originaria, (§. 19.) aus jenen entstehen.

§. 7.

b) Jener Unterschied ist auch kein ursprünglicher, so nämlich, als ob vom ersten Anfang z. B. des ganzen irdischen Seyns an ein Theil der zu unserem Planeten gehörigen Dinge lebendig, ein anderer aber leblos gewesen wäre. Vielmehr ist ursprünglich Alles lebendig, wenn auch in verschiedener Art und in verschiedenen Graden; und insoweit man nach §. 6. relativ in Lebendiges und Todtes unterscheiden kann, setzt doch jeder Gegenstand, den man leblos oder todt nennen mag, ein lebendiges Ding voraus, von welchem jener stammt.

§. 8.

c) Dasselbe gilt dem Wesentlichen nach auch von demjenigen, was von unserem Planeten übrig bleibt, wenn man Pflanzen, Thiere und Menschen von demselben wegdenkt. Zu dem Irrthume, als ob die Elemente unseres Planeten, nämlich seine Atmosphäre, sein Wasser und namentlich sein sogenanntes Mineralreich, ursprünglich leblos seien, veranlaßt häufig nur theils der Umstand, daß wir dieselben wegen ihres grossen Umfangs, in ihrer lebendigen Ganz- und Einheit nicht gehörig übersehen können, um richtig über sie zu urtheilen; theils der Umstand, daß denselben ursprünglich ein niedrigerer Grad stillen, mehr innerlich fortwirkenden Lebens wurde, im Vergleich mit Pflanzen-, Thier- und Menschenwelt; theils endlich daß jene, früher geschaffen und früher eminent wirksam, als diese, auch fruher altern und gegenwärtig, so zu sagen, aus Altersschwäche bereits lebensärmer erscheinen; indeß vollends namentlich ein Theil des festen Elements als wirklich gestorben (§. 11.) zu betrachten ist.

Ueber den wesentlich gemeinsamen Lebensgang alles Lebendigen bald mehr!

§. 9.

d) Am stärksten spricht sich übrigens der relative und secundäre Unterschied zwischen Lebendigem und Leblosem darin aus: daß das Ganze, sich in einer gewissen Zeitordnung auf eine bestimmtere Weise darstellende Seyn des ersteren mehr aus ihm selber bedingt ist — indeß sogenanntes Lebloses in seinen, nach Zeitfolge und Art minder genau bestimmten Veränderungen mehr von seiner Außenwelt abhängt.

§. 10.

Das Leben selber übrigens ist nicht ein Etwas (etwa das Abstraktum „Kraft"), das, nur vereinigt mit einem anderen Etwas (etwa dem Abstraktum „Materie"), die wirklichen Dinge, wie sie unserer Wahrnehmung begegnen, constituirte. Sondern das Leben in weitester Bedeutung des Worts ist das an sich selbst nicht sinnfällige Wesentlichere und Innere vom Daseyn im Ganzen und im Einzelnen; und was von dem letztern unmittelbar in unsere Wahrnehmung fallt, insbesondere also alles Materielle, macht nur seine aus ihm selber producirte Erscheinung, seine Außenseite aus. Beide müssen jedoch zugleich als sich gegenseitig innigst durchdringend gedacht werden.

Daher ist stets in der Wissenschaft des Lebens mehr das Aeussere und Sinnfällige aus dem Innern zu erklären, als umgekehrt.

§. 11.

Jedem einzelnen Dinge insbesondere wird mit Recht insofern eigenes Leben zugeschrieben, als jenes das Resultat ist einer Wirksamkeit, die zwar von äußern Einwirkungen, d. h. durch anderes Daseyendes, unterstützt wird, der Hauptsache nach aber von einem dem Dinge selbst ursprünglich innwohnenden Triebe nach Erhaltung und Förderung seiner eigenthümlichen Besonderheit abhängt. Der Zustand eines solchen Dinges, in welchem dieser eingeborne Trieb bis auf ein Minimum erschwacht erscheint, so daß nun das Seyn dieses Dings weniger aus ihm selber, als von seiner Außenwelt, die seine Substanz in andere Lebensformen zu bringen strebt, bestimmt wird — sein Sterben, sein Tod, seine Verwesung, im eigentlichsten und weitesten Sinne dieses Worts, genannt.

Paeon S. 108 und f. — und 96 u. f.

2. Organismus, als allgemeine Erscheinungsform des Lebens — Organisch — Unorganisch.

§. 12.

Größere und kleinere Theile des gesammten lebendigen Daseyns erscheinen uns, genau betrachtet, selbst wieder als Ganze, in welchen eine größere oder geringere Mannigfaltigkeit von Einzelheiten (Theilen, Thätigkeiten rc.) zum Zweck und Ziel ihres gemeinschaftlichen Ganzen, als solchen, aus gemeinschaftlichem innerem Triebe mehr oder weniger harmonisch zusammenwirkt. Ein solches Ganzes aber heißt ein Organismus, und die Einzelheiten desselben, so lange sie in dem eben bezeichneten Verhaltnisse stehen, heißen organische.

Mechanismus (Maschine) ist künstliche Nachahmung eines Organismus, kann aber nur von außenher in Bewegung und Wirksamkeit gesetzt und erhalten werden, und sein Wirken selbst ist zunächst immer nur ein mechanisches (§. 34.).

§. 13.

Unorganisch wird dasjenige genannt, was entweder durch den Tod eines ganzen Organismus zugleich mit diesem als Einzelheit desselben aufgehört hat, sich aus innerem Triebe in seiner Eigenthümlichkeit zu behaupten und zu befestigen, oder was nur aus der lebendigen Gemeinschaft seines organischen Ganzen gerissen ist, ohne sofort ein selbstständiges Leben zu fuhren, oder mit einem bestimmten anderen Organismus in das wesentlich ähnliche Verhältniß gekommen zu seyn.

§. 14.

Es giebt aber eben so wenig ein ursprünglich Unorganisches, als etwas der Art auf die Dauer ohne innigere Gemeinschaft mit Organismen bliebe. Vielmehr setzt einerseits alles Unorganische ein Organisches voraus aus dem es erst entstanden; und andrerseits beginnt mit dem ersten Moment der Existenz eines Unorganischen auch sogleich seine allmalige Wiederaufnahme in Organisches. Es gilt also von Organisch und Unorganisch wesentlich ganz dasselbe, was von lebendig und leblos (§. 6. und f.) gilt; eben weil Leben und Organismus sich nur wie Inneres und Aeusseres des Einen Ganzen (§. 10.) verhalten.

3. Grundform des gegenseitigen Verhältnisses der einen Organismus integrirenden Einzelheiten unter einander selbst.

§. 15.

Die gemeinsame Grundform des gegenseitigen Verhältnisses der Einzelheiten, die gemeinschaftlich einen Organismus constituiren, ist wohl die der Polarität oder des Gegensatzes. Diese Form kommt in thierischen und menschlichen Organismen mehrgestaltig vor; theils analog dem negativen und positiven Pole, nebst Indifferenz, wie sie die Physik im Allgemeinen anerkennt; theils analog dem Verhaltniß von Basis, Princip und Neutralem, wie sie wohl die Chemie bezeichnet; theils analog dem mathematischen Begriffe von Gegensatz zwischen Centrum und Peripherie u. dgl. m. Letzteres insbesondere auch dadurch, daß sich auch im Bereiche eines einzelnen Pols selbst wieder ein polarisches Ganzes von untergeordnetem negativen und positiven Pol und einer untergeordneten Indifferenz zu bilden strebt, wogegen aber auch umgekehrt ein größeres, deutlicher ausgeprägtes polarisches Ganze höheren Ranges sich zu einem zweiten eben solchen in demselben Organismus verhält, wie ein Pol zu seinem Gegenpol.

Je öfter wiederholt übrigens ein solches Verhältniß in einem Organismus vorkommt, ein um so edlerer ist er; je allseitiger, lebhafter und energischer die polare Wechselwirkung unter den Einzelheiten geschieht, desto lebendiger das Ganze, und umgekehrt.

Z. B. Blut als Indifferenz zu der größeren oder geringeren Mannigfaltigkeit von Festbildungen im thierischen Organismus — äußere Haut und innere, zum Verdauungs- und Athmungsapparate ausgebildete — Arterielles System, Venensystem und Herz — Sinnenthätigkeit, willkührliche Bewegung und Gehirnleben — Verdauung, Athmung und Circulation — Magen und Darm zusammen als negativer Pol in der Verdauung, gegenüber der Leber und der Milz als positivem; aber gleichwohl Wiederholung eines positiven Pols in der negativen Sphäre = Pankreas; und eben so ein untergeordneter negativer Pol in der positiven Sphäre = Milz. — So im Psychischen des Menschen Gemüth als Indifferenz zu Erkennen und Wollen als den beiden Polen u. s. w.

4. Physisches und psychisches Leben — physischer und psychischer Organismus.

§. 16.

Das gesammte Seyn der vollkommensten lebendigen irdischen Dinge, hauptsächlich aber des Menschen, unterscheidet man einerseits in Physisches und andrerseits in Psychisches, die man sich aber ebenfalls weder als zwei völlig selbstständige Bestandtheile, welche zu einem Ganzen etwa eine gewisse Weile vereinigt wären, und dann wieder getrennt wurden, noch auch so vorstellen darf, als sei nur das Eine von beiden das allein Selbstständige, das andere aber nur eine besondere Eigenschaft oder die Wirkung des ersteren: — sondern die man sich vielmehr zu denken hat als die zwei Pole, welche sich aus einem und demselben Indifferenten oder Identischen oder Centralen entwickelt haben, und durch ein Indifferentes oder Identisches oder Centrales theils fortwährend lebendig verbunden sind, theils in dasselbe sich gegenseitig bis auf einen gewissen Grad von Zeit zu Zeit wieder vereinigen und dann von Neuem sich daraus wieder entzweien können; sowie denn beide mittels dieser ihrer Copula fortwährend gegenseitig auf einander einwirken.

§. 17.

Uebrigens schließt nicht blos das Psychische vom Menschenleben eben so, wie das Physische desselben, eine Mannigfaltigkeit von Thätigkeitsweisen *) in sich, sondern dieselben stehen auch in jedem dieser beiden Hauptgebiete unter sich und zu ihrem Ganzen in dem Verhaltnisse, das §§. 12. und 15. naher bezeichnet ist. Demnach kann man eben so gut von einem psychischen Organismus sprechen, als von einem physischen, obwohl beide zusammen selbst erst wieder nur den Gesammt-Organismus eines ganzen Menschenlebens ausmachen.

§. 18.

Außerdem unterscheiden sich Physisches und Psychisches nicht blos dadurch, daß jenes vorherrschend im Raume erscheint als Wirksamkeit körperlicher Theile, wogegen dieses vorherrschend in der Zeit erscheint durch gleichzeitige oder auf einander folgende Thätigkeiten, die nur eine mehr oder minder mittelbare Beziehung zu Körpertheilen haben; auch nicht blos dadurch, daß jenes als sich selbst verlierendes, entfremdetes, selbstbewußtseynloses, dieses dagegen als sich selbst wieder gewinnendes, zu sich selbst kommendes, selbstbewußtes erscheint: oder daß sie sich wie Höheres und Niedrigeres zu einander verhalten; — sondern hauptsächlich dadurch, daß sich das Psychische, gehörig entwickelt und ausgebildet, als das allein Wesentliche darstellt, und als solches sich zum Physischen verhält, wie ewiger Zweck zu vergänglichem Mittel.

*) Falsche Deutung, die den damit gleichbedeutenden sog. Fakultäten und Vermögen des psychischen Lebens von entgegengesetzten Seiten zu Theil wird.

5. Allgemeiner Typus der Geschichte des Lebens, für Physisches und Psychisches theils gemeinsam, theils verschieden.

§. 19.

Jedes einzelne Ding, nachdem der Keim zu ihm entweder durch Zusammentreffen gewisser günstiger Wirksamkeiten des allgemeineren irdischen und kosmischen Lebens, wozu hauptsächlich Feuchtigkeit und Wärme gehören, (= generatio originaria seu aequivoca etc.), oder durch eine eigenthümliche Wirksamkeit von Individuen seiner Art (= generatio secundaria) gelegt ist, wovon jedoch gegenwärtig das erstere nur in Bezug auf unvollkommnere Wesengattungen gilt — entwickelt, vervollständigt und befestigt anfangs eine gewisse Zeitlang seine eigenthümliche Besonderheit und die dasselbe integrirende Mannigfaltigkeit von Einzelheiten mehr und mehr (= Zeitraum der Evolution desselben). Ist aber davon ein höchster Punkt erreicht, so geht jedes untermenschliche Wesen eben so im Ganzen gewisser Massen *) den entgegengesetzten Proceß ein (= Zeitraum seiner Involution oder Revolution). Vom Menschen aber gilt letzteres nur in Bezug auf dessen physischen Organimus und auf gewisse unwesentlichere Beziehungen seines psychischen Lebens (Seele, im engeren Sinne des Worts). Der erste Ursprung jeder Wesenart mußte einer seyn durch generatio originaria.

---

*) Nämlich mehr nur der innerlichen Lebensthätigkeit nach; indeß dagegen die organische Materie endlich sogar den, gegen den ersten Anfang der Existenz des Einzelwesens, entgegengesetzten Zustand eingeht, trockner, spröder ꝛc. werdend, da sie doch im Lebensanfange vorherrschend saftig, weich ꝛc. ist.

§. 20.

Zwar kann unglücklicher Weise das ganze, minder kraftig entwickelte psychische Leben einzelner Menschen mit dem physischen rückgängig werden. Bestimmungsgemäs aber tritt gerade das Innerste und Edelste desselben eben dann seine mächtigste und schönste Entwickelung und Wirksamkeit an, wann das Uebrige schon den entgegengesetzten Lebensgang einschlägt; so daß, wenn dieses im Ganzen am Lebensärmsten geworden ist und anfängt, in eine Mannigfaltigkeit niedrigerer Lebensformen aufgelößt und umgewandelt zu werden, jenes sich den höchsten, wesentlichsten Beziehungen nach am Lebenskräftigsten in selbstbewußtester Einheit (Geist, im engeren Sinne des Worts) und somit am geeignetsten zeigt, in dieser seiner Ganz- und Einheit eine höhere, außer- und überirdische Lebensform einzugehen, an der jedoch vielleicht nicht alles Uebrige, zu dem bisherigen Leben des ganzen irdischen Daseyns eines Menschen Gehörige, zunachst wenigstens, ganz theilnahmlos ist.

Paieon S. 153 u. f.

Von Seele wird in sehr verschiedenem Sinne gesprochen. Häufig gebraucht man es für gleichbedeutend mit Psychisch überhaupt, wofür man aber auch Geist, doch schon seltener, gebraucht. — In Bezug auf den Menschen thut man unstreitig sehr wohl, wenn man „Psychisch" zur Bezeichnung seines Ganzen nicht physischen Seyns gebraucht, das Gesammtgebiet des menschlich Psychischen aber, in „Seelenleben" und „Geistesleben" unterabtheilt — analog, wie man in der gesammten physischen Organisation des Menschen füglich zunächst anerkennt „vegetatives Leben" (Verdauung, Athmung, Kreisung und Metamorphose, kurz, was man sonst ungefähr auch, Sprachverwirrung befördernd, „organisches," oder „automatisches" Leben nennt) und „animalisches Leben" (Empfindung und willkührliche Bewegung nebst Zugehör). Vergl. meinen Grundriß der Physiologie.

In Bezug auf Untermenschliches spricht man zunächst mit Recht von einer Thierseele, wohlweislich aber nicht von einem Thiergeiste. — Ja selbst von einer Pflanzenseele mag man sprechen, sofern man damit eben das Innerste, Wesentlichste, das, was sich gegen alles andere an und in der Pflanze am meisten relativ als Ursache, als Bestimmendes verhält, bezeichnet. — Analog bezeichnet man ja von Alters her dasjenige, was man als das für das gesammte physische All als das zunächst vorzugsweise Bestimmende, zu ihm selbst zwar noch Gehörige, aber, so zu sagen, unmittelbar an das eigentlich Psychische, Angrenzende, annehmen kann und am häufigsten auch mit (kosmischem, Welt-) Aether benennt, durch „Weltseele", wovon jedoch selbst der unwissenschaftliche Sprachgebrauch „Weltgeist" verschieden seyn läßt, letzteren gleichbedeutend nehmend mit „Gott." — — Was ganz besonderes man in der Physiologie und Pathologie genannt habe und nenne „Lebensgeister", „Thierische Geister"; nämlich im Allgemeinen ungefähr das Analoge im Kleinen, in der physischen Thier- und Menschenorganisation, von Weltseele im Großen. Vergl. Leupoldt: die alte Lehre von den Lebensgeistern rc. Berl. 1824.

6. Relativität des Begriffes Organismus dem Umfange nach.

§. 21.

Bei nur einiger Maßen erweitertem Gesichtskreise erscheint auch ein ganzer Mensch, ein ganzes Thier, eine ganze Pflanze selbst nur als ein Theil eines weiteren, großeren, organischen Ganzen. Nämlich zunächst einer einzelnen Pflanzenfamilie, einer einzelnen Thierart, eines Volkes. Und wiederum macht erst eine Mehrheit von Völkern wieder eine einzelne Menschenrace, also wiederum ein größeres organisches Ganzes aus, zu dem sich der einzelne Mensch schon nur wie ein Theil des Theils verhalt. Endlich schließt sich vollends eine Mehrheit von Menschenracen zu einem neuen, weiteren

Organismus zusammen, zu dem der Menschheit. Aehnlich in Bezug auf ein gesammtes Pflanzen- und Thierreich.

§. 22.

Und dennoch erscheint das ganze Menschengeschlecht, das gesammte Thier- und Pflanzenreich, sammt allem, was sonst noch dem Erdplaneten zugehört, auf und in welchem jene leben, selbst wiederum nur als ein einzelnes Organ im Vergleich zu dem größeren Organismus eines Sonnensystems u. s. f.; so daß wir uns endlich veranlaßt finden, uns die Gesammtheit des Daseyns, sowohl von Seite alles Physischen, als von Seite alles Psychischen, als Einen unendlichen Organismus, als absoluten Organismus, vorzustellen, im Vergleich zu welchem allem anderen Einzelnen diese Benennung nur uneigentlich zukommt, weil es, eine so große Mannigfaltigkeit es auch als relatives Ganzes in sich begreife, doch selbst nur als Theil zu jenem sich verhalt.

§. 23.

Alles, was bereits als wesentlich zum Begriffe des Lebens und des Organismus gehörig erwähnt wurde, kommt auch diesem absoluten Organismus und seinem Leben im Ganzen zu. So denn namentlich, daß alles Einzelne, was er in sich begreift, zum Zweck und Ziel des Ganzen der wesentlichen Hauptsache nach aus gemeinschaftlichem inneren Triebe harmonisch zusammenwirkt (§. 12.); ferner daß alles Einzelne im Verhältnisse polarer Wechselwirkung steht (§. 15.); deßgleichen daß jenes absolute Ganze, wie das kleine und relative eines Menschen, eine physische und eine psychische Seite hat, die sich dem Wesentlichen nach zu einander verhalten, wie §. 16. 17. 18. angegeben ist; daß sodann der §. 19. und 20. bezeichnete Lebensgang auch von diesem absoluten Organismus im Ganzen und in besonderer Beziehung auf Physisches und auf Psychisches gilt: — so jedoch, daß theils das psychische Universum nicht eben so regelwidriger Weise dem speciellen Lebensgange des Physischen folgen kann, wie beim einzelnen Menschen, theils angenommen werden muß, daß ein selbst ewiger und ewig gleich selbstbewußter, absoluter Geist — Gott — sowohl die erste Ursache der Möglichkeit alles Ent- und Bestehenden, als auch das letzte Ziel alles Geistigen sei.

7. Erd-Protoorganismus — irdische Deutero-Organismen — ihr gegenseitiges Verhältniß im Allgemeinen — Makrokosmos und Mikrokosmos.

§. 24.

Wenn man (nach §. 8. u. f.) auch nicht umhin kann, das, was von unserem Planeten übrig bleibt, Menschen, Thiere und Pflanzen von demselben weggedacht, selbst einen relativen Organismus (§. 21. u. f.) zu nennen, so viel Unorganisches und Lebloses er auch an und in sich haben und hegen möge: so thut man doch wohl, dieses im Allgemeinen organisch-lebendige Ganze durch „Proto-Organismus" zu bezeichnen, indeß man Pflanzen, Thiere und Menschen „Deutero-Organismen" nennt.

§. 25.

Das gegenseitige Verhältniß des Erd-Protoorganismus und der irdischen Deutero-Organismen bezieht sich aber hauptsächlich auf folgende Punkte:

1) jener bestand früher bis auf einen gewissen Grad entwickelt, als diese; so zwar, daß eben der

höchste Standpunkt der Entwickelung- und des Lebens des ersteren die erste Entstehung dieser mitbedingte:

2) die Deuteroorganismen leben zwar von physischer Seite zunächst hauptsächlich von einander selbst, zuletzt aber alle gemeinschaftlich von dem Protoorganismus, dem sie jedoch auch umgekehrt selbst wieder gewisser Maßen zur Nahrung und überhaupt zur außeren Lebensbedingung dienen;

3) Die Deuteroorganismen und der Protoorganismus haben Wesentliches mit einander gemein, wie indifferentere Flüssigkeit, eine Mannigfaltigkeit daraus fortwährend einerseits theilweise sich hervorbildender, anderseits theilweise sich in dieselbe wieder auflösender relativ fester Gebilde, — wovon jedoch ersteres Verhältniß im Allgemeinen das Vorherrschende ist — und außerdem ein flüchtiges (Dunst-, Gas-, Aetherartiges) Element, das sich zu den festen Gebilden vorherrschend als Bestimmendes und Erregendes zu verhalten scheint — und durch diese Analoga hängen sie specieller zusammen und wechselwirken specieller;

4) übrigens aber werden die Deuteroorganismen — auch nur von ihrer physischen Seite betrachtet — im geraden Verhältnisse der höheren Rangordnung unter sich selber von dem gemeinschaftlichen Protoorganismus immer unabhängiger; das Thier mehr als die Pflanze, der Mensch mehr als beide;

Vergl. Paieon S. 120.

5) Gleichwohl enthält je der Organismus höheren Ranges das Wesentliche der Organismen niedrigeren Ranges in sich selbst auf eine besondere Weise ausgebildet und seinem eigenthümlichen Wesen untergeordnet. So spiegelt die Pflanze in der Holzbildung das kristallisirte Mineral wieder; so

thut nicht blos dasselbe das Thier und der Mensch noch bestimmter in seinen Knochen, sondern beide haben gemeinschaftlich das ganze Wesen der Pflanze in sich selbst wiederholt; deren Wurzelgeäder sammt dem Fruchtboden in dem Verdauungs= und Chylifikationsapparat des Unterleibs, deren Wipfel in dem Athmungsapparate der Brust ꝛc. Und endlich hat der Mensch neben und über all dem auch noch das eigenthümliche Wesen des Thieres, bestimmtere Empfindung und willkührliche Bewegung, ebenfalls, und endlich über diesem allen sein eigentlich menschliches Selbstbewußtseyn, den Geist.

Vergl. Paieon S. 121.

6) Dabei zeigt sich ferner noch das besondere Verhältniß, daß bei Organismen niedrigeren Ranges das wesentlich Gleiche (von einfacher, unvollkommnerer Ausbildung abgesehen) mehr offen nach außen dargelegt; bei Organismen höheren Ranges dagegen mehr nach innen gebildet und verschlungen ist.

Erdrinde, also das Aeußerste, vielleicht das Edelste und Lebendigste der Erde — indeß bei den Deuteroorganismen dasselbe sich zu innerst findet. — Die Schaalen und Gehäuse niedrigerer Thiere im Gegensatz zu dem inneren Skelett der höheren ꝛc. — Deßhalb großentheils ist aber auch Naturkunde überhaupt der Natur= und Heilkunde des Thier= und Menschenlebens insbesondere so unentbehrlich; weil uns manches in den Organisationen letzterer, wo es in's Kleine, künstlicher ausgebildet und manchfach mit anderem innerlich verschlungen ist, erst klar wird, wenn wir das Analoge in der niedrigeren Außenwelt betrachten, wo es größer, einfacher, äußerlicher, vereinzelter erscheint.

7) Ja endlich findet sich, daß Deuteroorganismen höheren Ranges selbst dasjenige an und in sich auf besondere Weise nachgebildet, als ihr Eigenthum, haben, zu welchem solche des niedrigeren

Ranges nur äußerlich in Verhältniß und Beziehung stehen. So aber indeß die Pflanze ihren Fruchtboden und ihre Verdauungssäfte außer sich hat, hat beides das Thier, der Mensch, schon in sich, und braucht ihnen in den Speisen 2c. gewisser Maßen nur den Dünger zuzufuhren. So haben diese in einem Gehirne und Nervensysteme gewisser Maßen ihre eigene Sonne, welche der Protoorganismus und die Pflanze noch außer sich suchen müssen.

Doch hat man neuerlich, z. B. I. L. Brachet (Mémoire sur les fonctions du système nerveux ganglionaire. 1823.) im sogenannten Pflanzenmark pflanzliche-Nervensubstanz sehen wollen.

§. 26.

Betrachtet man demnach, wie insbesondere der Mensch einestheils nach dem eben Angedeuteten in und an sich alles harmonisch vereinigt, zwar in's Kleine gebildet, aber zugleich nur um so edler lebendig, enthält, was das physische Universum in's Große ausgeprägt und mehr vereinzelt und Vergleichungsweise vereinseitigt uns darbietet; und wie er, der Mensch, anderntheils von Seite seiner geistigen Natur berufen erscheint, durch eine Mehrheit von Beziehungen und Stufen geistiger Entwickelung hindurch seine Gottebenbildlichkeit mehr und mehr zu bewähren: — so ergiebt sich im Allgemeinen leicht, wie wahr der uralte, unter den Benennungen von Mikrokosmos und Makrokosmus bekannte, Parallelismus sei zwischen dem Menschen und dem gesammten übrigen Daseyn. Wie fruchtbar die klare Erkenntniß und richtige Anwendung desselben fur ärztliche Wissenschaft und Kunst sei, wird sich später bemerklich machen lassen.

Paieon S. 122 u. f.

8. Gesetzlichkeit im Entstehen, Bestehen und Vergehen — und verschiedenes Verhalten des Daseyenden zu derselben — Nothwendigkeit, (Instinkt) Willkühr, Freiheit — Verhältniß der Gesetzlichkeit des Physischen zu der des Psychischen.

§. 27.

Alles vom Daseyn überhaupt Umfaßte, Physisches und Psychisches, entsteht, besteht und verwandelt sich nach Gesetzen, die gleichen Ursprungs sind mit dem, an dem und durch das sie verwirklicht erscheinen, — aus der Einheit absoluter Weisheit, Macht und Liebe des höchsten Schöpfers, Erhalters und Lenkers. Diese Gesetze werden aber von dem untermenschlichen Daseyn nicht erkannt. Und sofern dieses gleichwohl von jenen großentheils bis zur vollständigen Unmöglichkeit eines Gegenstrebens beherrscht wird: so spricht man von Naturnothwendigkeit, blinder Naturgewalt u. dgl.

§. 28.

Was einzelne ganze Deuteroorganismen niedrigeren Ranges thun, was an und in Deuteroorganismen höheren Ranges geschieht, in Folge jener unbedingten Herrschaft der von dem Betroffenen selber nicht erkannten Gesetzlichkeit des Lebens, pflegt man dem Instinkte zuzuschreiben; unter welchem Worte in seiner weitesten Bedeutung man am bestimmtesten zu verstehen hat: ein Geschehen aus gesetzlich bestimmter organischer Wechselwirkung, wobei aber weder das zunächst Veranlassende, noch das Veranlaßte das Warum, Wie und Wozu erkennen.

§. 29.

Allein schon in der höheren Thierwelt unseres Planeten zeigen sich im Einzelnen und vorübergehend deutliche Spuren der Weigerung gegen unbedingte Unterwerfung unter jene Gesetzlichkeit, der sich aber gleichwohl im Ganzen und auf die Dauer nicht ganz entzogen werden kann. Erst der Mensch jedoch ist fähig, jene höchste Gesetzgebung für sein eigenes und für anderes Daseyn bis auf einen gewissen Grad zu erkennen. Je mehr er sie aber erkennt, um so gewisser anerkennt er sie auch bewundernd und fügt sich ihnen mit dem Bewußtseyn, nichts Förderlicheres für den Hauptzweck seines eigenen Seyns und für das Ganze thun zu können. Und sofern der Mensch dieß thut, wird ihm Freiheit zugeschrieben, wird er frei genannt. Ehe der Mensch aber dazu kommt, kommt er erst in den Fall, weder unbedingt und unbemerkt vom Instinkte beherrscht zu werden, noch frei zu seyn, und versucht dann im Einzelnen vielfach, sein eigenes Leben und anderes nach eigenem Gutdünken und somit jedenfalls nur unvollständig nach der ursprünglichen Gesetzlichkeit zu bestimmen. Dieß der Zustand der Willkühr, den der Mensch, als Durchgangspunkt mit den höheren Thieren gemein hat, diese aber auch hierin weit übertreffend, und dadurch sein eigenes und fremdes Leben manchfach fehlleitend.

Paieon S. 192 u. f.

§. 30.

Wie nun zwar Physisches und Psychisches überhaupt innigst vereinigt sind, ohne daß jedoch Eines nur die Wirkung des Anderen wäre (§. 16.): so hat auch jedes von beiden seine eigenthümliche, obwohl gegenseitig harmonisch zusammenstimmende, Gesetzlichkeit. Im Leben einzelner Menschen übrigens aber sowohl, als in Vereinigungen vieler Menschen zu mehrfachen Zwecken und in mehrfacher Gestalt kann die Gesetzlichkeit des Physischen so überwiegen, daß durch sie zum Theil auch das psychische Leben regiert wird, und dieß geschieht auf einer niedrigeren Entwickelungsstufe Einzelner und ganzer größerer Verhältnisse naturgemas und naturnothwendig. Dagegen aber soll auf höherer Entwickelungsstufe das Psychische und seine Gesetzlichkeit so überwiegend werden, daß zwar die Gesetzlichkeit des Physischen nicht völlig kann aufgehoben, aber dem Ziel' und Zwecke des Geistigen bis auf einen hohen Grad anbequemt werden. Diesen Fall beobachten wir z. B. bei solchen, die durch ein gesundes, kräftiges und reges Seelen- und Geistesleben (§. 19. 20.) auch den Ruin ihres leiblichen lange in einem hohen Grade aufhalten. Das Analoge von diesem Verhältnisse zwischen Physischen und Psychischen desselben Individuums gilt weiterhin auch zwischen Menschengeist und äußerer irdischer Natur überhaupt.

9. Dreifacher Standpunkt der Betrachtung der physischen Organisation der Thiere und des Menschen.

§. 31.

Man kann einen physischen Organismus von drei verschiedenen Standpunkten oder nach seinen drei Hauptseiten einzeln betrachten:

1) als ein durch mehrere Theile integrirtes Ganzes, deren jeder Bestimmungsgemäs (gesetzlich) für sich selbst eine gewisse Gestalt, Größe und Zusammensetzung und gegen die anderen ein gewisses Raumverhältniß (nach Nahe, oder Entfernung, Richtung, wirklicher Continuität rc.) hat und sowohl für sich, als in Verbindung mit den übrigen auch nur durch obige Eigenschaften, also nach Art eines Mechanismus (§. 12. Anmerk.), wirksam ist. Dieß die mechanische Betrachtungsweise —

2) als ein durch mehrere Bestandtheile integrirtes Ganzes, deren jeder gesetzlich aus einer eigenthümlich gemischten und dadurch nach Consistenz, nach sinnlichen und chemischen Eigenschaften eigenthümlich qualificirten Materie besteht und wesentlich nur mittels deren nach Gesetzen der eigentlichen Chemie wirksam ist. Dieß die chemische Betrachtungsweise —

3) als ein durch mehrere physische Einzelnheiten integrirtes Ganzes, deren jede Naturgemäs gewisse eigenthümliche, aus ursprünglich eingebornem Triebe hervorgehende Wirksamkeiten (Verrichtungen) vorzugsweise ausübt, die weder mechanischer, noch chemischer und doch auch nicht psychischer Art, sondern eben Theilerscheinungen dessen sind, was man Leben nennt (§. 10.). Dieß die eigentlich organische oder dynamische oder vitale Betrachtungsweise.

§. 32.

Keine dieser Betrachtungsweisen kann für sich allein, und wenn sie als solche auch höchst vollkommen wäre, eine vollständige Erkenntniß des Seyns physischer Organisationen der Thiere und des Menschen im Ganzen und Einzelnen gewähren. Um eine solche zu erzeugen, müssen sie alle drei, jede innerhalb ihrer Grenzen möglichst erschöpfend, verbunden werden. Dieß war leider namentlich in der Heilkunde nicht immer der Fall, und daher haben wir einseitige sogenannte jatromechanische, einseitige chemiatrische und einseitige dynamische allgemeine Systeme und besondere Ansichten.

10. Wechselwirkung des thierischen und menschlichen Organismus mit Aeußerem.

§. 33.

Da alles, was ist, im Verhältnisse organischer Einzelnheiten steht (§. 22. 23.); so steht auch alles in näherer oder entfernterer, unmittelbarer oder mittelbarer Wechselwirkung mit einander (§. 15. 23.), so zwar, daß sich kein Moment des Daseyns eines einzelnen organisch-lebendigen Wesens denken laßt, der nicht durch Zuthun von anderem Daseyenden mitbedingt wäre. Jede Wesenart unterhält aber nach ursprünglicher Gesetzlichkeit mit gewissen Dingen außer ihr vorzugsweise eine eigenthümliche Wechselwirkung, die wieder vom Entstehen bis zum Vergehen der einzelnen Wesen gewisse gesetzliche Modificationen hat.

§. 34.

Einen je höheren Rang nun namentlich ein Deuteroorganismus (§. 24.) einnimmt, um so vielseitiger und mehrartiger ist seine Wechselwirkung mit Aeußerem, weil nach §. 25. Nro. 5. seine Verwandtschaft mit Anderem um so größer ist. Der Mensch endlich, als Mikrokosmos (§. 26.), übt die allseitigste und manchfaltigste Wechselwirkung nothwendig aus. Solche findet bei ihm Statt einerseits von Seite seines psychischen Lebens mit fremdem Psychischen. Andrerseits ist seine physische Organisation im Allgemeinen, und eben so die der Thiere, einer dreifachen Wechselwirkung mit äußerem Physischen fahig und bedürftig, theils nämlich einer vorzugsweise mechanischen, sofern das Aeussere hauptsächlich nur durch Schwere und Gestalt seiner Maße zunächst auf die mechanische Seite (§. 31. N. 1.) der physischen Organisation wirkt, z. B. ein gewisser Druck der Luft ꝛc. — theils einer vorzugsweise chemischen, sofern das Aeußere hauptsächlich nur durch die eigenthümliche Mischung seiner gröber materiellen Substanz so zunächst und hauptsächlich auf die chemische Seite (§. 31. N. 2.) des physischen Organismus wirkt, daß jene theilweise in die des letzteren übergeht und sich mit ihr vereinigt, z. B. die Nahrungsmittel, die geathmete Luft ꝛc. — theils einer vorzugsweise organischen = vitalen = dynamischen, sofern das Aeußere hauptsächlich nur auf eine durch die gewöhnlich angenommenen fünf äußeren Sinne unmittelbar wenig oder nicht wahrnehmbare, weder eigentlich mechanische, noch chemische, noch psychische Weise durch seine innere Lebensthätigkeit zunächst auf die eigentliche Lebenswirksamkeit (§. 31. N. 3.) der physischen Organisation wirkt, z. B. die sogenannten lebensmagnetischen Einflüsse ꝛc. — Dabei ist zu bemerken, daß sowohl ein und dasselbe physische Ding auf jede dieser drei Weisen wirksam seyn kann, als auch daß die beiden andern Seiten einer physischen Organisation, wenn diese von der dritten gewisse Einwirkungen erfährt, stets mehr oder weniger nach ihrer Art mit afficirt werden. — Bedeutend endlich ist die beständige Wechselwirkung zwischen Physischem und Psychischem desselben Wesens (§. 16.), indem jeder Zustand im Einen gewisse Modificationen im Anderen bedingt.

§. 35.

Um den wahren Sinn und wesentlichen Hergang bei aller Wechselwirkung zu erkennen, ist hauptsächlich folgendes zu beachten:

1) Das durch sogenannte äußere Einflüsse in einem lebendigen Organismus Bewirkte entspricht nach Qualität und Quantität nie vollständig dem Einwirkenden, sondern ist vielmehr stets ein Produkt der Einwirkung des Aeußeren und der Gegenwirkung des Organismus; so jedoch daß bald dieser, bald jenes überwiegt. —

2) Jede Einwirkung, wenn sie nicht bis zur augenblicklichen Vernichtung des Anderen übermächtig ist, erhöht zunächst die Lebensthätigkeit des Organismus,

sei es dadurch, daß er sich der Einwirkung zu erwehren, oder daß er sie sich möglichst anzueignen strebe — doch kann er sich auch durch anfänglich zu große Thätigkeit zu erwähnten Zwecken den nachfolgenden Zustand größerer oder geringerer Erschöpfung und Schwäche bereiten.

3) Jedoch auch ohne Letzteres werden insofern eigentlich stets beiderlei Zustände im Organismus erwirkt, als zwar die Einwirkung jedes äußeren Einflußes hauptsächlich der ihm (nach §. 25. N. 3. 5. 7. §. 26.) verwandtesten Einzelheit des Organismus gilt, aber auch diese mit den übrigen Einzelheiten derselben Organisation mehrfach in polarem Verhältnisse steht, vermöge dessen manche eo ipso depotenzirt werden, wenn andere potenzirt werden.

11. Das Allgemeinste und Wesentlichste über Natur, Bedingungen und gegenseitiges Verhältniß gesunder und krankhafter Zustände des thierischen und menschlichen Lebens — so wie über ihre Erkennung, Beurtheilung und Unterscheidung.

§. 36.

Gesunde Zustände sind diejenigen Modificationen des Daseyns organisch lebendiger Wesen, welche denselben in Folge der, sowohl ihnen an und für sich, als in Bezug auf ihre Wechselwirkungen, eigenthümlichen Gesetzlichkeit (§. 27. 34. 35.) und bestimmungsgemäs eben so unvermeidbar, als wünschenswerth zukommen. Krankhafte dagegen diejenigen, welche im Allgemeinen durch willkührliche Verletzung jener eigenthümlichen Gesetzlichkeit (§. 29.) verursacht und wenigstens im Einzelnen großentheils vermeidbar, stets aber im Vergleich zu ersteren unerwünscht sind.

§. 37.

Schon der Umstand, daß (§. 19.) jedes organisch lebendige Ding naturgemas — den Geist des Menschen gewisser Massen ausgenommen (§. 20) — während so ziemlich der ganzen ersten Halfte seines Daseyns sich erst entwickelt und erstarkt, in der zweiten Hälfte aber bis zum Aeußersten an Lebensenergie verliert, begründet eine Verschiedenartigkeit gesunder Zustände. Jede dieser beiden Hauptperioden der Evolution und Involution (§. 19.) des Lebens jedes lebendigen Wesens umfaßt aber selbst wiederum mehrere kleinere Lebensperioden, die vorzugsweise sogenannten Lebensalter oder Lebensstufen, deren jede, beim Menschen besonders bemerkbar, durch vorherrschende Entwickelung und überwiegende Energie einer gewissen Summe von organischen Einzelheiten (§. 12.), die zusammen ein untergeordnetes relatives Ganze innerhalb eines einzelnen relativen Organismus bilden, bedingt ist. So von Seite der physischen Organisation des Menschen während der Evolution zuerst das Kindesalter durch uberwiegende Entwickelung des Bauchlebens, also der Verdauung und niedrigen Säftebereitung, nebst der gröberen, niedrigeren Nutrition — sodann das Knabenalter durch überwiegende Entwickelung des Brustlebens, also der Athmung, der Stimme, der höheren Saftebereitung (arterielles Blut) und der feineren, höheren Nutrition — ferner das Jünglingsalter durch überwiegende Entwickelung des Muskellebens — und endlich das Mannesalter durch überwiegende Entwickelung des Nerven- und insbesondere des Gehirnlebens. Aehnlich sind die untergeordneten Perioden des Zeitraums der Involution durch vorherrschend abnehmende Lebendigkeit des Nerven- und Hirnlebens, des Muskellebens, des Brustlebens und was zunachst damit zusammenhängt und zuletzt des Bauchlebens und was dazu gehört (S. oben) bedingt. Analog bei den höheren Thieren. Aehnlich von Seite des menschlichen und thierischen Seelenlebens und des menschlich-geistigen Lebens (§. 19. 20.).

§. 38.

Durch alle Lebensalter hindurch haben sodann menschliche Individuen, und analog Individuen aus den höheren Thierklassen, darnach bestimmungsgemäß etwas Eigenes, je nachdem sie männlichen oder weiblichen Geschlechts sind.

§. 39.

Deßgleichen beharrt das Leben menschlicher Individuen, männlichen oder weiblichen Geschlechts, durch's ganze Leben in einem vorherrschenden übrigens gesunden Zustand, je nachdem es von seiner Erzeugung in seinem physischen Leben die eine oder andere Art von Leibesconstitution, in seinem psychischen (Seelen-) Leben aber das eine oder das andere Temperament überwiegend hat, die übrigens wohl auf die wesentlich gleiche Weise bedingt sind, wie die Lebensalter; nur so daß das, was durch sein vorübergehendes Vorherrschen je ein einzelnes Lebensalter begründet, durch während des ganzen Lebens dauerndes eminentes (einseitiges) Ueberwiegen die verschiedenen Constitutionen und Temperamente begründet. Im eigentlichen Geistesleben ist das Entsprechende der (selbstbewußte, freithätig erworbene) Charakter.

§. 40.

Nicht minder zu den gesunden Lebenszuständen gehören die durch den Wechsel von Wachen, Schlafen und Träumen bedingten Modifikationen des phyfisch-psychischen Daseyns des Menschen und der höheren Thiere; so wie die analogen, welche mit den verschiedenen Jahres- Monds- und Tagszeiten zusammentreffen.

§. 41.

Sowohl die Speculation, als Andeutungen der Geschichte weisen darauf hin: daß

1) in einer frühesten Zeit der Geschichte des Menschengeschlechts, wo auch das Leben der Menschen, wie das alles übrigen Daseyenden, möglichst ausschließend vom Instinkte (§. 28.) regiert wurde, es überhaupt nur gesunde Zustände gegeben habe — daß

2) das erste Entstehen krankhafter Lebenszustände bedingt wurde durch das zunächst zur Willkühr (§. 29.) erwachende und sich entwickelnde Selbstbewußtseyn des Menschen, mit deren Anwachsen aber eben einerseits der an sich unfehlbar leitende Instinkt abnahm und unzuverlaßiger wurde und durch welche dann anderseits die Menschen vielfach versucht wurden, ein unsicheres eigenes Gutdünken bei der Anordnung der nothwendigen Wechselwirkungen (§. 34.) ihres eigenen Lebens mit dem übrigen Daseyn an die Stelle der eigentlichen ursprünglichen Gesetzmäßigkeit (§. 27.) zu setzen, dadurch aber eben ihrem eigenen und dem Leben anderer Wesen krankhafte Zustände zu bereiten — daß aber auch

3) zur Zeit einer einstigen allgemeineren Reife des Selbstbewußtseyns im Menschengeschlechte, dann also, wann der Zustand menschlicher Freiheit (§. 29.) allgemeiner herrschen wird, die krankhaften Zustände nach Zahl und Stärke ebenso allmählig sich verringern werden, als sie in der Periode der Willkühr, d. h. eigentlich so lange wir eine zuverläßige (prosaische, nicht mythische) Geschichte haben und noch jetzt im Allgemei-

nen fortwährend — in beiderlei Hinsicht anwuchsen und noch anwachsen.

Was jedoch demnach das gesammte Menschengeschlecht als etwas Gemeinschaftliches erst noch hoffen darf, das kann sich auf demselben, oben angedeuteten Wege der einzelne Mensch schon jetzt verschaffen.

Paieon S. 188. u. f.

§. 42.

Nach der ersten einmaligen Erzeugung krankhafter Zustande wurden solche nicht blos auf die eben (§. 41.) angedeutete Weise vielfach immer wieder von Neuem erzeugt, sondern theils mußten nun auch auf völlig Schuldlose solche Dinge, mit denen der Mensch nothwendig wechselwirken muß, um fortleben zu können, krankmachend wirken, sofern ihnen selbst durch den Einfluß anderer Menschen (§. 41. No. 2.) ihre bestimmungsgemäße Beschaffenheit gestört war — theils wurde der Keim zu manchen krankhaften Zuständen von Eltern auf die Kinder fortgepflanzt — theils endlich pflanzten sich solche selber durch eigentliche Ansteckung fort.

§. 43.

Durch das Menschengeschlecht ist also eigentlich krankhaftes Leben erst zum Daseyn gebracht worden, jedoch im Allgemeinen in nothwendigem Zusammenhange mit seinem unvermeidbaren Entwickelungsgange. Noch jetzt sind diejenigen Deuteroorganismen, deren Leben, dem Einfluße der menschlichen Willkühr in höherem Grade entzogen, vorherrschend vom Instinkte regiert wird, krankhaften Zustanden weniger ausgesetzt, was nur zum geringen Theil, und da selbst erst secundar, aus der einfacheren, minder manchfaltigen und complicirten Organisation erklart werden kann. Der oben (§. 29.) mit

Willkühr bezeichnete Zustand des menschlichen Selbstbewußtseyns und die aus demselben hervorgehende mehr oder weniger gesetzwidrig angeordnete Wechselwirkung der Menschen mit dem übrigen Daseyn verursachte für beide bestimmungswidrige oder krankhafte Zustände. Das zur Freiheit (§. 29.) reifende Selbstbewußtseyn der Menschheit wird aber sowohl sich selbst, als das übrige Daseyn davon auch wieder befreien.

§. 44.

Anzunehmen, daß es vom Anfang der Schöpfung, eben so wie jetzt, Dinge und Potenzen in der Außenwelt gegeben habe, die, wie Gifte u. dgl., als wahre, reine Schädlichkeiten zu betrachten und Ursache der Entstehung von Krankheiten geworden seien, ist unstatthaft; dagegen vielmehr anzunehmen, daß alles, was gegenwärtig den Namen Schädlichkeit oder krankmachende Potenz mit dem größten Rechte verdient und daher etwa absolute Schädlichkeit genannt werden möchte, selbst erst theils Erzeugniß jener einstigen und fortdauernden, die ursprüngliche Gesetzlichkeit verletzenden Einwirkung der menschlichen Willkühr in das gesammte irdische Daseyn sei (§. 42.) *), theils entweder mehr unmittelbar von dem Gesammtleben durch naturgesetzlichen Gegensatz gegen Krankheiten Erzeugtes, oder mehr nur von Menschen als Heilmittel gegen krankhafte Zustände oder zu irgend einem Zwecke Erfundenes sei, was aber mit gesundem Leben wechselwirkend nothwendig schaden muß.

Außerdem können die an sich köstlichsten Bedingungen gesunden Lebens dennoch gezwungen werden, krankhafte Zustände erzeugen zu helfen, oder also etwa

*) Paieon S. 206 u. f.

relative Schädlichkeiten zu werden, wenn der Mensch (oder das Thier) in gesetzwidrige Wechselwirkung mit ihnen tritt, indem er sie in zu großem oder zu geringem Maase, zur Unzeit, in falscher Verbindung, auf dem ungeeigneten Wege rc. auf sein Leben einwirken läßt und wohl geflißentlich einwirken macht.

§. 45.

So werden denn durch mehrfach ungeeignete Wechselwirkung des thierischen und menschlichen Lebens mit anderem Daseyenden, ja selbst des einen Gebiets gegen andere vom gesammten Lebensinhalte eines und desselben thierischen oder menschlichen Individuums, mehrfach verschiedene krankhafte Zustände zu Stande gebracht werden. So einerseits im Psychischen vorzugsweise, anderseits im Physischen vorzugsweise; so jedoch daß von diesen beiden das eine immer mehr oder weniger theilnehmen muß an dem gesetzwidrigen Zustande des anderen.

Die physische Organisation insbesondere kann sodann weiter theils vorzugsweise von ihrer mechanischen Seite auf mechanische Weise und vorzugsweise durch ungeeignete mechanische Wechselwirkung (§. 31. 34.) erkranken, sofern die Gestalt, der Zusammenhang, das Nachbarschaftsverhältniß, die Ausdehnung rc. ihrer festen Theile in ihrem gesetzlichen Seyn gestört ist — theils vorzugsweise von ihrer chemischen Seite, sofern die gesetzmäßige Mischungsbeschaffenheit sowohl und hauptsächlich ihrer flüßigen, als auch ihrer festen Theile verletzt ist, was am meisten durch falsche chemische Wechselwirkung (§. 31. 34.) geschieht — theils endlich vorzugsweise von ihrer organischen oder vitalen oder dynamischen Seite, sofern die verschiedenen Thätigkeiten, meist wohl mittels flüchtigerer Stoffe sich äußernd, sowohl einzeln für sich mehr nach Quantität oder mehr nach Qualität nicht gesetzmäßig geschehen, als auch nicht im richtigen Verhältnisse zu den übrigen. Und wiederum kann dieses Statt finden entweder vorzugsweise von Seite der produktiven, oder vorzugsweise von Seite der irritativen, oder endlich vorzugsweise von Seite der sensitiven Thätigkeit; und je nachdem es vollends in diesem oder jenem Theile der physischen Organisation insbesondere der Fall ist, so macht sich eine immer größere Mannigfaltigkeit physisch krankhafter Zustände. Auch die des psychischen Lebens vermannichfaltigen sich, je nachdem sie vorzugsweise das Fühlen, oder Denken, oder Wollen rc. betreffen.

Wo man oben bezeichnete Dreifachheit der Erkrankung der physischen Organisation nicht gehörig beobachtet, da giebt es einseitig mechanische oder einseitig chemische oder einseitig dynamische Pathologie, womit wesentlich gleichbedeutend sind die Einseitigkeiten der sogenannten Solidar-, Humoral- und Pneumato-Pathologie. — Eben so gehen aus Verkennung des richtigen Verhältnisses zwischen physischem und psychischem Leben in Beziehung auf die Krankheitslehre die entgegengesetzten Extreme materialistischer Beurtheilung psychisch-krankhafter Zustände und spiritualistischer Beurtheilung physisch-krankhafter Zustände hervor. — Endlich giebt es auch in der Betrachtungsweise der psychischen Krankheiten, als solcher, ähnliche Einseitigkeiten, wie die Humoralpathologie rc. — indem z. B. alle psychisch-krankhaften Zustände einseitig moralisch rc. beurtheilt werden.

§. 46.

Das Urtheil, ob überhaupt im einzelnen Falle bei einem Individuum ein gesunder oder krankhafter Zustand vorhanden sei, muß sich immer darauf gründen, ob ein menschliches Individuum in den verschiedenen Beziehungen des Physischen und Psychischen, in jenem selbst namentlich wieder der mechanischen, chemischen und organischen Seite, diejenigen gesetzmäßigen Modificationen hat, wodurch Menschen von gleichem Lebensalter, gleichem Geschlechte, gleicher Leibesconstitution, gleichem Temperamente (und Charakter, wo von solchem bereits die Rede seyn kann) und bei übrigens gleichen Umständen, wie sie §. 40. bezeichnet wurden, in der Regel ausgezeichnet sind. Und zwar muß man dabei in concreto so zu Werke gehen, daß kleinere Abweichungen nach allen angedeuteten Verhältnissen (§. 45.) uns nicht sogleich bestimmen, krankhaften Zustand da seyn zu lassen. Dadurch bekommt die in concreto zu statuirende Lebensform der Gesundheit eine gewisse Breite und einen gewissen Umfang, nach dessen Grenzen hin endlich Uebelbefinden, Kränklichkeit, rasch vorübergehende Abnormitäten zu liegen kommen, durch die dann weiterhin der Uebergang in das Gebiet krankhafter Zustände gemacht wird, deren eigenthümlichste Formen, besonders im Bereiche des psychischen Lebens und der chemischen und organischen Seite der physischen Organisation, erst eigentlich mit dem Namen Krankheit bezeichnet werden.

§. 47.

Krankes Leben ist übrigens durchaus nur als gestörtes, verdorbenes und zur Norm zurückkehren wollendes Gesundes zu betrachten; nicht aber etwa als eine Lebensform von gerade entgegengesetzter Art und Tendenz, die ihre eigene entsprechende innere und äussere Seite (Leben und Organisation [§. 10.]) und ihre eigenthümliche Gesetzlichkeit hätte. All' dieß hat das kranke Leben vielmehr nur von dem gesunden, von welchem allein jenes sich nährt und nach dessen, wenn auch gestörter, Gesetzlichkeit es lebt; so daß, sobald das Gesunde Null wird, das an und in ihm, gleich einer Schmarotzerpflanze oder einem thierischen Parasiten, haftende Kranke ebenfalls eo ipso zu Nichte wird.

§. 48.

Wie man ferner nach §. 10. u. f. bei allem organisch-lebendigen Daseyn in eine innere, den Sinnen unmittelbar nicht zugängliche Seite und in eine äußere, sinnfällige, oder wie man in der Abstraktion bei allem Daseyn in Wesen und Form unterscheidet: so auch bei jedem gesunden und krankhaften Zustande. Wie überall, so kommt es auch hierbei darauf an, den Gegenstand nicht blos der Form, dem Aeußeren, sondern auch dem Wesen, dem Inneren nach zu erkennen.

Ob nun wohl zur vollständigen Erkenntniß der Krankheit im Ganzen zwei verschiedene Erkenntnißweisen sich begegnen und verbinden müssen, nämlich Vernunft-, Phantasie- und Verstandesthätigkeit (Speculation) einerseits, und Thätigkeit der äußeren Sinne, der Einbildungskraft und des Verstandes (Empirie, Erfahrung) anderseits (vergl. weiter unten §. 65. u. f.); so wird doch im einzelnen Falle in der Regel das sogenannte Wesen eines gesunden oder krankhaften Zustandes aus der sog. Form nur erschlossen. Dabei dienen denn die mehrfachen, äußeren, sinnlichen Erscheinungen (= Symptome, Zeichen), die zusammen eben die Form oder Außenseite integriren, als physiognomische Merkmale, aus denen, wie aus einzelnen Wirkungen auf immer tiefere und einfachere Ursachen (Wesen), auf die Innenseite zurückgeschlossen, somit der ganze eigenthümliche Zustand erkannt und von noch so ähnlichen unterschieden wird (Diagnose).

12. Das Wesentlichste über Mittel und Wege, die Gesundheit zu erhalten und zu erhöhen und Krankheiten zu heilen.

§. 49.

So wie es vorzugsweise Aufgabe der Aerzte ist, die Natur des thierischen und menschlichen Lebens, sein vielseitiges Verhältniß zum übrigen Daseyn und weiter dann insbesondere Natur und Bedingungen gesunder und krankhafter Zustände der Thiere und Menschen immer richtiger und vollständiger zu erkennen: so müssen auch vor Allen die Aerzte die Mittel und Wege kennen, das noch gesunde Leben vor Erkrankung nicht blos zu bewahren, sondern auch als gesundes zu erhöhen, so wie bereits erfolgter Erkrankung zu steuern, — und müssen solche Mittel auf den geeignetesten Wegen in zweckmäßige Wirksamkeit zu setzen wissen.

§. 50.

Die Aerzte haben aber sowohl bei Erhaltung und Förderung der Gesundheit, als beim Behandeln der Krankheiten einen mächtigen Gehülfen. Das ist das zum Begriffe eines organisch-lebendigen Wesens gehörige, und ihm daher, so lange es als solches besteht, nothwendig und unter allen Umständen zukommende Bestreben jedes thierischen und menschlichen Individuallebens, das und so zu seyn und zu werden, was und wie es gesetzlich seyn und werden soll (§. 11.). Dieses Streben wird gewöhnlich nur in Bezug auf Krankheitenheilung aufgefaßt und daher Heilkraft der (individuellen) Natur genannt.

§. 51.

Diesem Streben, unter der Form des Instinkts (§. 28.) im weitesten Sinne des Worts thätig, gelingt es Erfahrungsgemäß häufig ganz allein, drohende Verletzungen des gesunden Bestehens thierischer und menschlicher Individuen von sich abzuhalten und bereits geschehene wieder gut zu machen. Allein in stark und vielfach von der natürlichen Gesetzlichkeit abgewichenen Individuen ist dasselbe auch häufig bald nur zu schwach, bald zu ungestüm, bald auch der Richtung nach überhaupt zweckundienlich thätig, und muß dann vom Arzte durch anderweitige Mittel unterstützt werden, damit ein wünschenswertherer Lebenszustand erzeugt werde. Immer aber also ist es besonders wichtig, daß der Arzt im besonderen Falle jenes Streben genau erkenne und richtig würdige — wobei insbesondere auch der Fall zu bemerken ist, daß es gerade diese sogenannte Heilkraft der Natur seyn kann, welche selbst gewisse (vorzugsweise organische) Krankheiten bewirkt, die aber eigentlich nichts anders sind, als ganz richtige Veranstaltungen, theils um oft lange bestandene Mißverhältniße im physischen oder psychischen Leben endlich einmal mit Gewalt auszugleichen, theils um das Leben vor noch üblerem Zustande zu bewahren.

Anmerk. Darnach sind zu deuten und zu modifiziren die Aussprüche: medicus naturae minister, prima medici gloria naturae servitus etc. Mehr nur auf Zeiten und Menschen passen dieselben unbedingt, in und bei denen eine einfachere und natürlichere Lebensweise herrscht, der zu Folge denn auch die Heilkraft der Natur meistens stark und richtig genug wirkt.

§. 52.

Behuf's der Erhaltung und Erhöhung der Gesundheit gilt es übrigens theils das zu beseitigen, vermeiden oder möglichst wenig schädlich zu machen, was überhaupt als absolute Schädlichkeit (§. 44.) geeignet ist, durch gewisse Wechselwirkungen mit gesundem Leben dasselbe zu verderben, theils anzuordnen, in welchem Maase, zu welcher Zeit, in welcher Verbindung rc. am vortheilhaftesten zu wechselwirken sei mit anderen äusseren Lebensbedingungen, die zwar an sich geeignet sind, Gesundheit zu fördern, aber durch Mißbrauch als relative Schädlichkeiten (§. 44.) in Betracht kommen können; theils überhaupt die Lebensordnung, sowohl ganzer Individuen zu einander und zu ihrer Außenwelt überhaupt, als auch insbesondere der einzelnen Gebiete und Beziehungen des ganzen Individuallebens, und zwar wiederum einzeln für sich und im Verhältniß zu einander, zu reguliren. Zu lösen wäre diese Aufgabe theils durch allgemeinere, ernsthaft auszuführende medizinisch-polizeiliche Verfügungen, theils durch im Einzelnen, privatim zu gebende Rathschläge und Regeln, theils und hauptsächlich aber durch geeignete Verallgemeinerung der hauptsächlichsten Ergebnisse ärztlichen Forschens und Wissens über Natur und Bedingungen des thierischen und menschlichen Lebens überhaupt und des Wesentlichsten in Bezug auf Gesundheit, Krankheit und Heilung insbesondere.

Paieon S. 457. u. f.

§. 53.

Allein obwohl auf diese Weise die Hilkunde sehr Wesentliches zur Vervollkommnung der Menschheit überhaupt, und dadurch selbst zur Verherrlichung und Veredlung der Natur (§. 43.) und in jedem Falle viel ersprießlicher und dankenswerther, als durch das Krankheitenbehandeln, wirken könnte: so geschieht zur Zeit davon doch nur sehr wenig, da namentlich die große Zahl der (vom Staate nicht angestellten und besoldeten) Privatärzte nicht eigentlich angewiesen ist auf Gesundheiterhalten und Krankheitverhüten, ja gewisseren und reichlicheren äußeren Lohn (Bezahlung) im Allgemeinen nur erwarten darf und fordern kann vom Kuriren der Krankheiten. Dieß muß aber wohl mit der Zeit besser werden dadurch einerseits, daß der Staat sämmtlichen Aerzten ein wenigstens zum Theil von der den einzelnen Aerzten unmittelbar von den einzelnen Staatsbürgern zu leistenden Zahlung für Krankheitenkuriren unabhängiges Einkommen gewährt, wogegen sie, ähnlich anderen Staats- und Kirchenbeamten, auch ohne ausdrückliches Verlangen der Einzelnen des ärztlichen Berufes zu pflegen haben — und andrerseits dadurch, daß die Masse der einzelnen Aerzte sich mehr und mehr durchdrungen fühlt von der höheren Weihe des ärztlichen Berufes, um sich weniger nur von Eigennutz &c. leiten zu lassen.

Paieon S. 450 u. f.

§. 54.

Die anderweitigen Mittel nun aber, welche die Aerzte, außer und neben der sogenannten Heilkraft der Natur (§. 50.) behufs der Heilung von Krankheiten in Anwendung bringen, sind selbst wieder theils physischer, theils psychischer Natur.

Letztere wirken in der Form von Belehrung, Berichtigung, Ermunterung, Ermuthigung, oder gegentheils Beruhigung, Beschwichtigung, deßgleichen Leitung der verschiedenen psychischen Thätigkeiten auf die angemessensten Gegenstände, Anhalten zu einer angemessenen Beschäftigung, überhaupt einer eigenthümlichen Art von Erziehung &c. Manches davon kann bei mancher Kur auch nur somatischer Krankheiten gar sehr zu Statten kommen, vollends aber sind solche psychische Einwirkungen an ihrer Stelle, wo es sich um Heilung eigentlich psychischer Krankheiten handelt. Diese psychischen Mittel muß aber der Arzt in seinem eigenen gehörig entwickelten und richtig gebildeten psychischen Leben reichlich genug finden; ohnedieß kann er diese Art Heilwirkungen überhaupt nicht beurtheilen und so denn selbst nicht gehörige Anstalten treffen, um auch nur durch Fremde etwa das Erforderliche der Art erwirken zu lassen.

§. 55.

Die physischen Heilmittel aber sind zunächst von dreierlei Art; nämlich entweder vorzugsweise mechanische, durch die, wie durch chirurgische und geburtshülfliche Instrumente, Verbandstücke, Maschinen und mechanische Apparate sehr verschiedener Art, zunächst denn auch die mechanische Seite der physischen Organisation bewirkt und vorzugsweise gegen mechanisch-krankhafte Zustände verfahren wird — oder sie sind vorzugsweise chemische, die durch theilweise Assimilation ihrer Substanz an die der physischen Organisation zunächst und hauptsächlich gegen chemische Krankheiten wirksam sind, und wohin alle Mittel gehören, die der Arzt aus der Apotheke verordnet — oder sie sind organische (vitale, dynamische), welche mehr nur durch ihre Thätigkeit, als unmittelbar durch ihre palpable Masse auf die physische Organisation einwirken. Zur letzten Art gehört die sogenannte thierisch-magnetische Krankenbehandlung, gehört die Benützung eigenthümlicher klimatischer und atmosphärischer Beschaffenheiten, namentlich auch des natürlichen Lichts (der Farben) und der natürlichen Wärme, ferner die Anwendung der Elektricität, des Galvanismus, Mineralmagnetismus und Siderismus, die absichtliche Ansteckung Behufs der Krankheitsheilung u. dergl.

§. 56.

Nie zu vergessen ist, daß auch die gegenwärtige Heilkunde über die Wirkung und Anwendung gar vieler chemischer Heilmittel, also gerade der häufigst gebrauchten Art, bei weitem nicht des zuverläßigsten Wissens sich erfreut. Auch dieser Umstand, so wie die Aussage der Geschichte, daß schon so manchem Arzneimittel längere Zeit mit Unrecht Wirkungen zugeschrieben wurden, die es in der That nicht hatte, muß anregen, einerseits zur gewissenhaften Erforschung und Beurtheilung der wahren Wirkungen der Arzneistoffe nach Möglichkeit beizutragen, andrerseits aber durch anderweitige Veranstaltungen (§. 52.) um so mehr für Gesundheit-Erhaltung und Erhöhung und für Krankheitverhütung zu thun (§. 4. zweite Anm.).

Zweites Kapitel.

Ueber die Eigenartigkeit des ärztlichen Wissens, Forschens und Wirkens sowohl an sich, als im Verhältnisse zu Wissenschaft, Kunst und Religion überhaupt und zu anderen Wissenschaften, Berufsarten und menschlichen Interessen insbesondere.

1. Einige Hauptgesichtspunkte, nach denen sich der ärztliche Beruf überhaupt vortheilhaft von andern Berufsarten unterscheidet.

§. 57.

Sehr leicht ist einzusehen, wie besonders groß der Umfang des ärztlichen Wissens und Forschens sei. Denn einmal ist nicht blos die eine oder die andere Beziehung des menschlichen Daseyns Gegenstand des ärztlichen Wirkens und darum auch Forschens und Wissens, wie dieß bei manchen anderen Berufsarten der Fall ist, sofern z. B. der Geistliche vorzugsweise nur die religiös-sittliche Beziehung des Menschen; der Lehrer überhaupt mehr nur die Erkenntnißseite des menschlich-psychischen Lebens zum Gegenstande hat u. s. w.

Sondern zweitens da es der Arzt mit allen wesentlichen Bestandstücken des ganzen Menschen zu thun hat, dieser aber als Mikrokosmos mit dem gesammten übrigen Daseyn so unendlich vielfach in Verhältnissen und Beziehungen steht, die bei Erhaltung und Erhöhung seiner physischen nnd psychischen Gesundheit, so wie bei Linderung und Heilung der physischen und psychischen krankhaften Zustände in Betracht kommen: so ist eben so das Forschen und Wissen des Arztes ausserordentlich vielseitig und mannigfaltig.

§. 58.

Wo die Heilkunde theilweise die gleiche Beziehung auf das Menschenleben mit anderen Berufsarten gemein hat, da hat sie häufig gleichwohl gerade die schwierigere Aufgabe, ohne deren Lösung jene wenig oder nichts wirken könnten. So macht oft ärztliche Heilung psychischer Krankheiten Einwirkung des Seelsorgers auf das Individuum erst wieder möglich. So ist namentlich der psychische Arzt zwar theilweise auch Erzieher, aber Erzieher erwachsener Kranker und hat demnach ein ungleich schwierigeres Geschäft. So sucht zwar die Polizei das Leben der Menschen vor äußerlicher Beeinträchtigung zu schützen; aber vorzugsweise der Arzt ist es, der dasselbe auch vor inneren Feinden zu schützen, so wie einmal in seinem besseren Seyn verletztes zur Norm wieder zurück zu führen berufen ist. So endlich ist es der Arzt, der, in diesem Falle zugleich als Seelenkündiger, in Bezug auf manche Frevelthat erst die schwierige Aufgabe zu lösen hat, ob der Thäter seiner mächtig war oder wenigstens leichter hätte seyn können, und ob er daher mehr nur als ärztlich zu behandelnder Kranker oder als der Gerechtigkeitspflege zu überlassender Verbrecher zu betrachten sei.

§. 59.

Dabei bezieht sich die Heilkunde an sich überall mehr unmittelbar auf das Hauptsächlichste und Wesentlichste des Menschenlebens, indeß manche andere, übrigens sehr ehrenwerthe Berufsarten sich mehr nur auf Neben- und Außendinge desselben beziehen. So z. B. hat es der Richter, hat es der Verwaltungsbeamte vielfach vorzugsweise mit dem mehr äußerlichen, künstlichen bürgerlichen Haben und Gelten zu thun; so manche Berufsarten vollends mehr nur mit den bloßen Verzierungen des menschlichen Daseyns, die, wie etwa das gesammte Gebiet des Luxus, nur gar zu oft dem Hauptsächlichsten mehr zum Unheile als zum Heile gereichen und jeden Falls das minder Wesentliche sind im Vergleich mit der vom Arzte zu bewirkenden Art des physisch-psychischen Seyns an und für sich selbst. Ja, indem zwar der Richter im Namen des (positiven) Gesetzes selbst über Leben und Tod entscheidet, sorgt der Arzt selbst beim Todgeweihten noch Leben fördernd und verbessernd, wahrscheinlich die natürliche Wahrheit mehr für sich habend, als der den Tod aussprechende und gebende Richterspruch. Und wie unmittelbar und tiefst eingreifend in das wesentlichste Seyn anderer Menschen wirkt mit dem eigenen Leben der Arzt ein bei Lebensmagnetischer, bei psychischer Behandlung!

§. 60.

Und indem das ärztliche Wirken nirgends gezwungen ist, mehr oder weniger willkührlichen und irrthümlichen Menschensatzungen zu folgen, wie es in den sogenannten positiven Wissenschaften und darauf sich gründenden Berufsarten der Fall ist — sondern überall den freiesten Spielraum hat, nur die Natur des Lebens selbst zu erforschen und seine Veranstaltungen frei auf ein daraus hervorgehendes Wissen zu gründen: so ist dadurch jeder einzelne Arzt, ist er nur sonst talentvoll, eifrig und gewissenhaft, leichter im Stande denjenigen Zustand des gesammten menschlichen und außermenschlichen Daseyns herstellen zu helfen, welcher einer ewigen Gesetzlichkeit am entsprechendsten und eben daher auch an sich am wohlthätigsten und wünschenswerthesten ist.

§. 61.

So erscheint denn die Heilkunde, verglichen mit anderen Berufsarten, auch insofern vortheilhaft, als sie sich von der einen Seite wahrhaft als Wissenschaft im wahrsten und edelsten Sinne des Worts darstellt, von der anderen als Kunst.

2. Die Medizin als Wissenschaft.

§. 62.

Die Heilkunde an sich ist Wissenschaft, sofern ihr Wissen von Natur und Bedingungen des gesunden und krankhaften Lebens, so wie von den Mitteln und Wegen, jenes zu erhalten, zu befestigen und zu erhöhen, dieses aber zur Norm zurück zu fuhren — aus allen Quellen wahrer Erkenntniß fließt, im Einzelnen einer eben solchen Gewißheit, im Ganzen einer eben solchen organischen Gliederung und Einheit — im Gegensatze zu einem bloßen Aggregate und einer willkuhrlichen Anordnung — in sich selbst und unmittelbarer Gemeinschaft mit den höchsten Ideen fahig ist, als das Wissen der vorzüglichsten (realen) Wissenschaften ausser der (formalen) Mathematik.

§. 63.

Wissenschaftlich und nichtwissenschaftlich ist nämlich im Bereiche des Wissens wesentlich dasselbe, was im Bereiche des Seyns organisch und unorganisch oder lebendig und leblos ist. Das der Einheit des Lebens für die Mannigfaltigkeit von Einzelheiten, die zusammen einen Organismus integriren, Analoge im Wissen ist das Prinzip, die Idee, durch deren lebendig ordnendes und zur Einheit verbindendes Durchwalten durch das Gewußte — Wissenschaft bedingt ist. Was ohne solche lebendige Verbindung und organische Fügung gewußt wird, kann, an sich selbst unorganisches Stückwerk, nur gleichsam als Nahrung dienen für den Organismus der Wissenschaft. Nur wissenschaftliches Wissen wirkt wahrhaft lebendig.

§. 64.

Wie nun aber ein einzelner (relativer) Organismus nur allmälig seinem vollkommensten Zustande durch mehrere Stufenalter und mancherlei Metamorphosen hindurch entgegenreift: so auch jede einzelne relative Wissenschaft (im Gegensatze zur Einen absoluten Wissenschaft des gesammten dem Menschen erkennbaren Daseyns). Daß bei diesem allmäligen Reifen, bei solcher Evolution, namentlich auch der Heilwissenschaft Schritt um Schritt an die Wahrheit auch Irrthum, wie an Gesundheit die Krankheit, sich heftet: ist allgemeines Loos des Menschenwerks. Deßhalb aber alles wissenschaftliche Bestreben verdammen und aufgeben wollen, weil ihm noch nie das allzeit und überall gültige gelungen sei, wäre ein beklagenswerthes Vorurtheil, und um so thörigter, je mehr uns eine genauere Betrachtung der Geschichte der Heilkunde deutlich zeigt, daß der Entwickelung des ärztlich wissenschaftlichen Geistes Umgestaltungen der Gesundheits- und Krankheitsverhältnisse, sowie des Heilbedürfnisses so parallel giengen, daß dem Wesentlichsten nach jedes hauptsächliche ärztliche System für seine Zeit und seine Oertlichkeit das passendste war — und daß auch außerdem erheblichere besondere Ansichten und Handlungsweisen selbst fast im schlimmsten Falle ihrem Gegenstande doch wenigstens nach einer gewissen Seite oder Beziehung entsprechen, und nur insofern irrig sind, als sie dem ganzen Gegenstande angemessen und allein völlig umfassend und erschöpfend seyn sollen.

Paieon S. 49 u. f. — S. ebendas. S. 369—423. die Rechtfertigung dieses Gedankens durch die Geschichte der Heilkunde selbst.

§. 65.

Wie jede, so besteht denn auch die medizinische Wissenschaft, als solche, fortwährend nur durch das innige Zusammenwirken zweier polarisch entgegengesetzter Hauptprozesse der Erkenntniß, von denen der eine vorzugsweise durch die äußeren Sinne, die Einbildungskraft und den Verstand ausgeführt wird und vorzugsweise auf Erkenntniß einzelner Eigenschaften an einzelnen Erkenntnißgegenständen gerichtet ist — der andere aber vorzugsweise durch Vernunft, Phantasie und Verstand ausgeführt wird und vorzugsweise auf Erkenntniß des Allgemeinen und Einen in und neben dem Mannigfaltigen, also auf Entwickelung von Prinzipien, Ideen, gerichtet ist. Diese beiden Prozesse, die man auch dem Wurzel- und Wipfelprozesse eines Baumes vergleichen möchte, und von denen der zuerst charakterisirte das sogenannte empirische (auch Erfahrungsmäßige ꝛc.) Wissen und Forschen, der andere aber das sogenannte speculative (auch philosophische, rationale ꝛc.) ist, müssen nun aber durch den Verstand fortwährend auf einander innig bezogen und mit einander verknüpft werden. Schon allein hieraus erhellt genugsam die Wichtigkeit des Verstandes, dessen Wirksamkeit übrigens eben so oft zu hoch angeschlagen, als zu gering, ja wohl gar für verderblich geachtet wird, was er allerdings auch werden kann.

Paieon S. 305. u. f.

§. 66.

Bei manchen Wissenschaften nun aber überwiegt im Ganzen der eine, bei anderen der andere jener beiden Erkenntnißprozesse, und darnach theilt man ab in (vorzugsweise) empirische und (vorzugsweise) speculative Wissenschaften. Die Heilwissenschaft mag man nun demnach wie auch gewöhnlich geschieht, eine empirische oder Erfahrungs-Wissenschaft nennen; nur muß man sich dabei wohl hüten, weder aus einem blosen Ueberwiegen ein Alleinherrschen der empirischen Erkenntnißweise (§. 65.) zu machen und dabei eigentlich eine Contradictio in adjecto zu begehen, indem man ein bloses Aggregat von Gewußtem mit dem Namen einer empirischen Wissenschaft bezeichnen möchte — noch zu übersehen, daß sich empirische nnd speculative Seite auch zugleich verhalten, wie niedrigere und höhere Stufe, ja wie Physisches und Psychisches in der Einheit des Menschenlebens, und daß sich jene nur ebenfalls früher eminent entwickelt, als diese, jene also zum Theil nur vorübergehend, als so sehr Vorherrschendes erscheint, ohne immer genau in diesem Verhältniße zur anderen Seite, der speculativen, zu bleiben.

§. 67.

Die gesammte Heilwissenschaft begreift nun aber selbst wiederum mehrere relative Wissenschaften (Doktrinen, Disciplinen ꝛc.) unter sich, welche kennen zu lehren eben Aufgabe der Encyklopädie derselben ist; und bei jeder dieser untergeordneten Wissenschaften gilt wesentlich dasselbe, was in den beiden vorigen §. in Bezug auf die ganze Heilwissenschaft bemerkt worden ist. Jede derselben nämlich also hat eine empirische und eine speculative (§. 65.) Seite, wovon bei manchen jene, bei manchen diese überwiegend, die einen also wiederum mehr empirische, andere mehr speculative sind. Letzterer Art sind alle medizinische Lehrfächer mit dem Beiworte: „allgemein". Wie sehr sich das Verhältniß der speculativen Seite zur empirischen in der Heilkunde in der neueren Zeit ändert, beweißt namentlich das Selbstständigwerden und Gedeihen der letzterwähnten Doktrinen während des letzten Jahrhunderts. Ja wie sehr hat sich seit 30 Jahren nur die an sich empirische Anatomie mit Speculation befreundet, als vergleichende, als allgemeine ꝛc.

§. 68.

An und für sich ist die speculative Erkenntniß nicht mißlicher und unzuverläßiger, als die empirische. Das Gegentheil scheint nur insofern zu gelten, als zur ersten Art schon eine weitere geistige Entwickelung erforderlich ist, als zur letzteren, und als daher jene theils von wenigeren gepflogen wird, als diese, theils jene bei nicht genug Befähigten öfter mißlingt. Allein auch in Bezug auf empirisches Erkennen fehlt es nicht an Mißlingen; aber auch das gelungenste empirische Erkennen einer Sache giebt erst nur theilweise Erkenntniß derselben. Denn nichts Besonderes und Einzelnes ist ohne eigenthümliche Beziehung zum Allgemeinen und Ganzen. Zur vollständigen, ganzen Erkenntniß der Sache gehört immer auch das Erkennen ihrer Beziehung zum Allgemeinen und Ganzen, die aber nur von der

Speculation erfaßt werden können (§. 65.). Ja, diese ist es, durch die sich die menschliche Erkenntniß von der thierischen hauptsächlich auszeichnet, indem der Mensch, das empirische Erkennen dem Wesen nach mit den vollkommneren Thieren bis auf einen gewissen Grad gemein habend, allein der Speculation fähig ist.

§. 69.

Folgendes gehört übrigens zur empirischen Erkenntniß. Den ersten Grund dazu legt die mehr nur passive Wahrnehmung durch die äußeren Sinne. Wird eine solche in Bezug auf dieselbe Sache geflißentlich öfter wiederholt und dabei mit Fleiß jeder betheiligte Umstand betrachtet, so gestaltet sich die Beobachtung. Manches aber muß erst durch's Experiment so gereizt und gezwungen werden, daß es sich in gewissen Beziehungen außere und beobachtet werden konne. Das, was von Erkenntnissen dadurch gewonneü wird, nennt man Erfahrung, ein Wort, das, wie das griechische ἐμπειρία und wie das lateinische experientia hindeutet auf ein unmittelbares leibhaftes Durchdrungenwerden sinnlicher Erkenntnißgegenstände von unsern äusseren Sinnen. In diesem Sinne wird es denn auch gewöhnlich gebraucht, wenn von der Beziehung der Erfahrung, der Empirie ꝛc. zu Wissenschaft, zu Speculation u. dergl. schulmäsig die Rede ist. Außer der Schule, im Leben, wird Erfahrung auch im weiteren Sinne gebraucht, und namentlich auch in Bezug auf ein unmittelbares Erkennen von an sich nicht sinnlich wahrnehmbaren Verhältnissen durch unsere höheren Erkenntnißkräfte (Phantasie, Vernunft); ja überhaupt in Bezug auf ein unmittelbares Wechselwirken unseres psychischen Seyns mit Anderem in welchem Sinne freilich Erfahrung etwas viel Größeres, Herrlicheres, Seelen- und Geistvolles ist, nach dem mit aller Kraft gestrebt werden soll.

Paieon S. 300 u. f.

§. 70.

Noch läßt man aber damit diese Seite unserer Erkenntniß, die Empirie, nicht beschlossen seyn, sondern sich dieselbe durch ein mittelbares Erkennen, d. h. mittels Schlüsse gewisser Maßen dem Erkenntnißprozesse der entgegengesetzten Art (dem speculativen) entgegentasten. Man unterscheidet da noch in Schliessen nach der Analogie d. h. Annehmen, daß, weil mehrere Dinge etwas bestimmtes miteinander gemein haben, womit beim Einen eine weitere Eigenschaft unmittelbar zusammenhängt, diese letztere Eigenschaft auch die übrigen, ähnlichen Dinge haben werden, obwohl man sie noch nicht durch Wahrnehmung, Beobachtung und Experiment erkannt hat — und in Schließen durch Induktion d. h. Annehmen, daß gewöhnlich mit einander auftretende Erscheinungen auch eine gemeinschaftliche Ursache haben oder diejenige Erscheinung, welche gewöhnlich einer gewissen anderen vorausgeht, Ursache der nachfolgenden seyn werde.

§. 71.

Sind dabei die dem Schließen zu Grunde gelegten Erfahrungen einzeln nicht gründlich und bestimmt genug, wird manches dabei sogar vorausgesetzt, was überhaupt noch nicht erfahren ist: so ist naturlich das aus solchen Prämißen Geschlossene auch mehr oder weniger unsicher und wird in der Sprache der Schule Hypothese genannt. Nun soll zwar wohl überall nach möglichst vollendeter Gewißheit gestrebt und somit der Hypothesen immer wenigere gemacht werden; allein auch in

Bezug auf deren Verhältniß zur Wissenschaft gilt recht eigentlich das Sprüchwort: nunquam male, nunquam bene! Und die unbedingtesten Eiferer gegen Hypothesen gleichen jenen, die nicht eher in's Wasser gehen wollen, als bis sie schwimmen gelernt. Wie diese nie in's Wasser, so können jene nie in die Wissenschaften kommen. Endlich ist sich wohl zu hüten: Hypothesen aufstellen nicht gleichbedeutend zu nehmen mit Speculiren.

§. 72.

So reichliche und zuverläßige Erfahrungen im oben erwähnten schulmäßigen Sinne des Worts (§. 69.) nun aber auch vorhanden seyn mögen; so richtig ferner auch aus denselben geschlossen werde: so kommt dadurch allein doch keineswegs auch nur eine empirische Wissenschaft (§. 66.) völlig zu Stande. Letzteres geschieht wahrhaft nur, wenn diesem empirischen Hinaufsteigen vom Einzelnen aus und dem Allgemeinen entgegen (§. 70.), ein speculatives Herabsteigen von den allgemeinsten Ideen, oder, ebenfalls unmittelbaren, Vernunftanschauungen, zur Besonderheit und Einzelheit in der Wirklichkeit entgegenkommt, wenn beide sich innig zum Ganzen der Wissenschaft vereinigen und sich gegenseitig orientiren helfen, berichtigen und durchdringen.

Wer die Heilwissenschaft nur durch jenes Hinaufsteigen vollenden will — was namentlich auf dem besonderen Wege geschehen soll, den man Abstraktion nennt, deren Hauptgeschäft es ist, das Allgemeine von dem Besonderen in Gedanken abzuscheiden, ohne jenes selbst unmittelbar und lebendig zu erkennen, so ungefähr, daß man anstatt der lebendigen Sache selbst einen Schattenriß derselben erhält — scheint durchaus die Natur der menschlichen Erkenntniß zu verkennen, gewisse Beziehungen derselben uber ihr Gebiet und ihre

Competenz hinaus zu nöthigen, andere dagegen aber ungebührlich zu ignoriren nnd zu vernachläßigen, so wie ein nothwendig mißgebornes Surrogat der gehörig beschaffenen Sache selbst irrthümlich und eigensinnig vorzuziehen. Ja dieser Weg scheint es endlich hauptsächlich zu seyn, der, von Vernunfterkenntniß isolirt, entweder zu dem Wahne: wie man irgendwo und irgendwann erfahren habe, so werde es überall und immer seyn, oder zur Verzweifelung an der Möglichkeit aller gründlicheren Erkenntniß, ja selbst zu einem irreligiösen Glauben und Leben führen kann.

Paieon S. 308—312. S. 321. u. f.

§. 73.

Denn, indeß die empirische Erkenntniß die Sache im besten Falle nur auffaßt, wie sie eben jetzt und da theilweise verwirklicht ist: so erfaßt die speculative Erkenntniß dieselbe, wie sie an sich und ganz ist, also nicht blos, wie sie eben wirklich ist und war, sondern auch wie sie in der Wirklichkeit werden wird, soll und muß. Deßgleichen, indeß die Empirie als solche überall nur die sinnliche Verwirklichung gewahrt, so wird durch verständige Verknüpfung jener mit der Speculation das einzelne sinnliche Wirkliche erst im Verhältniß zu dem übersinnlichen Zwecke und Ziele des Daseyns erkannt, wodurch es erst wahre Bedeutung, Werth und Würde erhält. Ohne diese höhere Anknüpfung sind die empirischen Erkenntnisse Mittel, die eben so leicht schlecht, als gut angewendet werden können; ja die empirische Erkenntnißthätigkeit selbst gleicht dann etwa astronomischen Instrumenten, welche gebraucht werden, ohne die rechte Richtung und Vereinigung zu haben und daher nothwendig unrichtige Resultate geben müssen.

§. 74.

Dazu kommen in der Heilwissenschaft noch insbesondere folgende, die Wichtigkeit der Speculation bekundende Umstände: erstlich daß das Erfahrungenmachen und namentlich das Experimentiren am Thier- und Menschenleben ungleich schwieriger und zum Theil selbst überhaupt weniger möglich ist, als in anderen Wissenschaften, z. B. der Physik, Chemie ꝛc. Fehlt es daher an einer tieferen, tüchtigeren und gewandten Speculation, so bleibt in gewissen Beziehungen wenig weiter übrig als unsichres Vermuthen oder dummdreistes Behaupten. Denn wie häufig ist der Arzt fast ausschließlich auf Angaben Anderer, und vollends Kranker, in Bezug auf deren Empfindungen in Betreff verschiedener Lebenszustände beschränkt! Wie leicht kann da absichtliche und unwillkührliche Täuschung Statt finden! Wie schwierig ist es, die Ergebnisse von Versuchen mit lebendigen Menschen und Thieren überhaupt, von Vivisectionen letzterer aber insbesondere so zu berechnen und zu beurtheilen, um mit Sicherheit zu schließen, was davon im natürlichen Zustande bei Thieren und Menschen gelten müsse! Ja daß überhaupt Experimente veranstaltet werden, veranlaßt sehr häufig die Speculation.

§. 75.

Zweitens ist leicht zu gewahren, daß die vom Arzte zu behandelnden gesunden und krankhaften Zustände des thierischen und menschlichen Lebens unendlich mannigfaltig sind, wornach denn nothwendig auf die Behandlungsweisen unendlich mannigfaltig seyn müssen. Jeder einzelne Fall wird aber nicht im Voraus besonders kennen gelernt und kann es nicht: daher gilt es beim Arzte stets, allgemeinere Ansichten auf besondere Falle modificirt anzuwenden. Wenn nun aber die Erkenntniß des Allgemeinen eigentlich Sache der Speculation ist (§. 65.) und das, was von der Erfahrung aufwarts-steigende mittelbare Erkenntniß des Schließens und Werk der Abstraktion ist, zu jenem sich nur wie leidiges Surrogat und todtes Nachbild verhält (§. 72.): so erhellt die Nothwendigkeit der Speculation für den ärztlichen Beruf um so mehr, je gewisser es ist, daß überall mit zunehmender Vielseitigkeit der Entwickelung des Menschengeschlechts überhaupt zunächst auch die einzelnen gesunden und krankhaften Zustände immer mannigfaltiger werden.

Paieon S. 420—422.

§. 76.

Drittens werden Aerzte durch frühzeitige, fortdauernde und in's Kleinste gehende Beschaftigung mit dem Leiblichen, ja, wie in der Anatomie, nur mit den todten Ueberresten des Leiblichen, leicht all zu einseitig an das Materielle gewöhnt und der Welt des Geistigen mehr oder weniger entwöhnt. Dieß fuhrt nicht blos häufig zu eben so gekünstelten als unrichtigen materialistischen Ansichten und daraus hervorgehenden Behandlungsweisen des gesunden und kranken Menschenlebens überhaupt, sondern oft auch zur Frivolität gegen das Leben, zu verkehrten Weltansichten, zur Irreligiosität und dadurch weiter denn auch zu unrichtiger Handlungsweise im Leben überhaupt. Auch davor kann eine tüchtige Speculation den Arzt und die Heilkunde überhaupt verwahren helfen.

Paieon S. 316—320.

§. 77.

Wie aber demnach die Empirie, weit entfernt allein eine Wissenschaft herstellen zu können, ohne die Leitsterne der Speculation vielfacher Verirrung nothwendig ausgesetzt ist: so hat jedoch die Speculation ein gleiches Mißgeschick zu furchten, wenn sie nicht die mannigfaltigen Ergebnisse tüchtiger empirischer Forschung stets als das im Auge behält, woran sie ihre eigenen Resultate innig anzuknüpfen hat. Uebrigens können Empirie und Speculation einander nirgends ersetzen, sollen sich nirgends einander verdrängen wollen: sondern müssen, jede in sich selbst möglichst rein, was sie seyn soll, einander nur stets im Auge behalten und sich zum gemeinschaftlichen Ganzen verknüpfen.

Paieon S. 322.

Das Wort Theorie wird namentlich auch von Aerzten in verschiedenem Sinne gebraucht. Bald in der Bedeutung von Wissen überhaupt, auch wohl Wissenschaft, gegenüber der Ausübung und Anwendung des Gewußten. Dann setzt man Theorie und Praxis einander entgegen. Ausserdem aber findet sich Theorie nicht selten nur zur Bezeichnung des speculativen Wissens gebraucht und bildet dann mit Empirie oder Erfahrung einen Gegensatz.

§. 78.

Als eine Hauptsache muß übrigens der Heilwissenschaft überall gelten, das Lebendige möglichst lebendig (d. h. gleichfern von extrem atomister und abstrakter, materialistischer und spiritualistischer Betrachtungsweise) anzuschauen, weil es eben dadurch nur als Lebendiges erkannt wird. Einbildungskraft und Phantasie sind zu diesem Zwecke wesentliche und wichtige Mittel, die aber freilich, wie alles Andere, mißbraucht werden können.

3. Die Medizin als Kunst und deren Verhältniß zur Medizin als Wissenschaft.

§. 79.

Die Medizin kann nicht blos uneigentlich Kunst genannt werden, sofern eben ihr Wissen gleich dem

Wissen mancher anderen Berufsart, unmittelbarer und eigenartig wirksam gemacht wird für das wirkliche Leben; auch nicht blos deshalb, weil gewisse Theile der Medizin in ihrer Verwirklichung, ungleich anderen Berufsarten, gewisse Uebungen und Fertigkeiten, theils im Gebrauch des eigenen Körpers des Arztes, theils in Handhabung mehrartiger Werkzeuge (chirurgischer, geburtshülflicher Instrumente 2c.) zu gewissen, schwieriger zu erreichenden Zwecken erfordern. Sondern die Midizin erscheint auch dem wahren Wesen nach und im edelsten und eminentesten Sinne des Worts als Kunst, sofern sie das wirkliche (Thier- und) Menschenleben nach einem ihr vorschwebenden Ideale von demselben zu bilden an sich fortwahrend und unmittelbar beschäftigt ist. Auch dieses Ideal stammt übrigens nicht einseitig aus der Erfahrung, sondern vielmehr vorzugsweise aus dem entgegengesetzten Erkenntnißgebiete, der (speculativen) Vernunft- und Phantasie-Anschauung.

Heilkunst öfters gebraucht anstatt Heilkunde oder Medizin überhaupt, um der Benennung „Wissenschaft" ganz auszuweichen oder gar damit zu sagen: die Heilkunde könne als Wissenschaft nicht in Betracht kommen.

§. 80.

Praxis ist nur bei denjenigen Aerzten gleichbedeutend mit Heil-Kunst im eigentlichsten und edelsten Sinne des Worts, deren Wirksamkeit der eben bezeichneten Art ist (§. 79.) und die nur möglichst selten ärztlich handeln ohne festere Anknüpfung an eigentliche Heilwissenschaft. Eine solche ächte ärztliche Praxis erscheint also als Frucht von Erfahrung und Speculation (Empirie und Theorie), die sich sonach wie männliche und weibliche Bluthe oder Blüthentheile derselben Pflanze verhalten, zu deren steten Wiedererzeugung jene Frucht auch stets wieder reifen Saamen liefert.

Jeder rechte und möglichst vollendete Arzt muß also empirisch und rational, wie man anstatt speculativ auch sagt, zugleich, muß beides so innig vereinigt seyn, als Physisches und Psychisches in innigster Vereinigung ein menschliches Wesen darstellen, oder als das Zusammenwirken von Boden und Himmel zum Gedeihen jeder Frucht gleich nothwendig ist.

Der Ausdruck „rationale Empirie" wird öfters eben so unbedacht und ungeschickt gebraucht, als der „empirische Wissenschaft" (§. 66.).

§. 81.

Damit soll gleichwohl nicht als unthunlich dargestellt werden, theils daß Einzelne für die Medizin recht wünschenswerth thätig seyn können vorzugsweise (nicht ausschließlich (§. 77.) nur in Bezug auf ihre eine Seite, nach welcher sie als Wissenschaft erscheint, ja selbst da wieder vorzugsweise nur entweder im Bereiche der Empirie oder der Speculation; theils daß Einzelne ärztliche Praxis üben, ohne auch nur in der Mehrheit der Fälle durch in ihnen selber möglichst vollendete und selbstbewußte Wissenschaft geleitet zu seyn, sondern indem sie vielmehr nur Anweisungen Anderer auf Treu und Glauben in Anwendung bringen oder gar nur einem instinktmäßigen Ahnen folgen *). Die Praxis solcher wird insbesondere Routine und sie selbst werden Routiniers genannt. Derlei macht die Unvollkommenheit des wirklichen Lebens durchaus nöthig. Nie aber

*) Dieß ist es, was man auch heißt „praktischen Blick, praktischen Tact, praktisches Genie" rc. immer eine, besonders in unserer Zeit, die der Periode der Freiheit näher steht, als der des Instinkts (§. 28. 29. rc.) im Ganzen besonders mißliche Sache, so sehr deß etwas auch im Einzelnen hie und da zu Statten kommen mag.

darf dabei das höhere Ziel, das Vollständigere, Bessere, was jetzt schon und in der früheren Geschichte einzelne Ausgezeichnete in sich dargestellt haben und was in Zukunft immer häufiger erreicht werden kann, soll und wird, vergessen und versäumt werden.

4. Ueber die Hauptpunkte, die man zu verschieschiedenen Zeiten der Heilkunde zum Vorwurf machte und zum Nachtheil anrechnete.

§. 82.

Von den ältesten bis auf die neuesten Zeiten wurde das ärztliche Wissen und Wirken häufig nicht blos wie jede andere Wissenschaft und Berufsart, sondern vorzugs- und ausnahmsweise sehr zu ihrem Nachtheile beurtheilt, und zum Theil von ausgezeichneten Geistern. Dieß geschah theils mit, theils ohne gehörigen Grund. Mit Grund, sofern mehr noch das Treiben mancher Aerzte, als das Wesen der Heilkunde an sich selbst dazu oft Veranlassung geben mußte. Ohne Grund, sofern man theils die Leistungen der Heilkunde irrig zu niedrig anschlug, theils von der Medizin ungebührlich mehr forderte, als man von durch Menschenkräfte nur allmählig immer vollkommener werdenden Wissenschaften und Künsten überhaupt zu fordern pflegt, sowie vernünftiger Weise fordern darf, und als man in der That von anderen realen Wissenschaften und darauf gegründeten Berufsarten öfters nicht forderte. Zu letzterer Ungebühr und Ungerechtigkeit verleitete aber eben eigentlich das vorzüglich große Interesse, das die Menschheit mit Recht an der Heilkunde hat, und das eben durch das vielseitige, tiefe und unmittelbare Eingreifen dieser in das Leben jener begründet ist, und wovon ein Theil gerade zum Beweise der Vorzüglichkeit der Medizin früher ist bemerklich gemacht worden (§. 57. u. f.).

§. 83.

So ist es größtentheils Täuschung, wenn man behauptet, das Wissen der Heilkunde sei an sich minder gewiß, als das anderer (realer) Wissenschaften. Denn, wie schon bemerkt (§. 69. u. f.), die Heilkunde fließt aus allen Quellen gewissen Wissens, ihr stehen alle Proben zur Erhärtung der Wahrheit (Erfahrung und Speculation) zu Diensten und durch die ihr ebenfalls mögliche Erkenntniß des Allgemeinen und der Gesetze des einzelnen Geschehens im Bereiche gesunden und krankhaften Lebens kann sie selbst vorher noch nie erfahrne Fälle beurtheilen und richtig behandeln.

Uebrigens einerseits ist's zwar wahr, daß das Experimentiren mit dem Menschenleben Behufs der Vervollkommnung des ärztlichen Wissens immer schwierig, oft unmöglich und das Uebertragen von Ergebnissen an Thieren angestellter Beobachtungen und Versuche auf den Menschen etwas Mißliches sei. Allein andrerseits ist doch, genau betrachtet, das ärztliche Wissen an sich nicht blos eben so gewiß, als das jeder Geisteswissenschaft, sondern selbst in gewissem Betrachte noch zuverläßiger, als das der Naturwissenschaften, denen man so gerne die Möglichkeit eines gewisseren Wissens zugesteht.

Letzteres nämlich insofern, als das ärztliche vielfach auch auf Selbstbeobachtung beruht, indeß die Naturwissenschaften es vorzugsweise mit solchem zu thun haben, in dessen Lage sie sich durchaus nicht versetzen können. — Uebrigens freilich ist das Wissen der Heilkunde, wie alles menschliche Wissen der Vervollkommnung noch vielfach bedürftig, aber auch fähig. Für beides spricht deutlich genug die bisherige Geschichte der Medizin.

§. 84.

Etwas anderes jedoch ist es mit der Aussage: das Wissen vieler einzelner Aerzte ist weniger gewiß, als das der Heilkunde einer gewissen Zeit und Oertlichkeit überhaupt, und darum ihr Handeln um Vieles unzuverläßiger, als das derjenigen Aerzte, die vertrauter sind mit dem, was eben jetzt und da die Heilkunde überhaupt ist und kann. Und freilich kann dieser Fall unter den Aerzten leicht häufiger vorkommen, als bei anderen Berufsgenossen, weil der einzelne Arzt so gar wenig an Positives, an Auctorität gebunden ist (§. 60.), so daß hierbei die Heilkunde an sich tadelnswerth zu seyn scheint.

Aber auch hierbei muß es heißen: abusus non tollit usum. Denn dieß anders machen wollen, hieße leicht eben soviel, als: mehr oder weniger willkührlich Festgesetztes und blindlings Angenommenes vorziehen, dem an sich Richtigen oder wenigstens der Möglichkeit, das völlig Wahre zu finden und anzuwenden (§. 60.).

§. 85.

Uebrigens hängt die Unsicherheit des Wissens und Handelns einzelner Aerzte häufig auch davon ab, daß sie auf oben bemerkte Weisen (§. 65. u. f.) die Natur der Wissenschaft überhaupt und der ärztlichen insbesondere verkennen. Eine Sache, die bei einzelnen, minder fähigen oder minder würdigen Dienern jedes Berufes vorkommt. — Von dem zum Theil nur scheinbaren, zum Theil unvermeidlichen Mangel an Uebereinstimmung unter den ärztlichen Ansichten und Handlungsweisen, war (§. 64.) bereits die Rede.

§. 86.

Eben so unschuldig ist das Wesen der Heilkunde selbst an dem allerdings nicht ganz seltenen Vorkommen des sogenannten Charlatanismus, der Frivolität und wohl selbst der Gottlosigkeit unter den Aerzten. Denn nur solche, die aus Mangel an Fähigkeit, Fleiß und Liebe für die Heilkunde vom Scheine nicht zum Wesen durchgedrungen sind, werden auch in ihrem Wissen und Wirken dem nichtigen Scheine auf Kosten des wahren Wesens fröhnen. Nur solche, die wegen Mangels an eigener Tiefe, Würde und Reinheit nur die oberflächlicheren, unwürdigeren und entweihten Beziehungen der Gegenstände ihres Wissens auffassen, werden an der Stelle einer heiligen Ehrfurcht für das Leben schnöde Frivolität gegen dasselbe zeigen. Und nur diejenigen unter den Aerzten, die es eigentlich nicht seyn sollten, weil sie bei Betrachtung des Lebens von den nächsten Wirkungen auf die entfernten Ursachen nicht gehörig zurückgiengen, die am bunten Wechsel der Erscheinungen hängend die dahinter beharrlich waltende Gesetzlichkeit und Ordnung nicht ahneten, können ein göttliches Walten im Leben verkennen.

Ja, das Studium und die Ausübung der Medizin an sich, selbst wenn sie es nur mit der physischen Natur zu thun hätte, würde vielmehr nothwendig erst zum Gegentheile von dem Erwähnten führen, wenn nur ein ohnedieß nicht schon verdorbenes Gemüth und ein verirrter Geist die bewundernswürdigste Fülle und Harmonie des Lebens im Großen und Kleinen so vielfach und gründlich betrachtete, als es der Arzt an sich soll. Und wenn man ja einen Theil jener besonders an Aerzten oft bemerkten üblen Eigenschaften davon herleiten will, daß die Aerzte es so vorzugsweise, oft fast ausschließlich, mit dem Physischen zu thun haben, wodurch sie dem Geistigen und Sittlichen entfremdet würden: so liegt auch dieß nicht in der Bestimmung der Heilkunde selbst, die durchaus auch auf das psychische Menschenleben ausgeht *). Zur Charlatanerie und was Uebles damit zunächst zusammenhängt verleitet wohl zum Theil auch die minder geeignete Stellung der Aerzte im Staate **).

§. 87.

Sodann geschieht es nicht selten, daß einerseits, wo Erhaltung und Erhöhung der Gesundheit oder Heilung von Krankheiten gelingt, der Heilkunst mit Unrecht der Preis vorzuenthalten gesucht wird, sofern man mehr oder weniger blindlings annimmt: die Selbsthülfe der Natur habe dabei allein das Ziel errungen — indeß man doch andrerseits bei nicht erfolgender Besserung nur gar zu gerne eben so blindlings der Heilkunde die Schuld allein beimessen möchte. — Wie vielfach aber die sogenannte Heilkraft der Natur selbst der ärztlichen Hülfe bedürfe, ist oben (§. 51.) angedeutet worden. — In einzelnen Fällen geschieht es zwar gewiß, daß Unkunde, Gewissenlosigkeit ꝛc. einzelner Aerzte mit ihren Curveranstaltungen mehr Uebles stiften, als Gutes; aber von der ganzen Heilkunst kann dieß kein Vernünftiger geltend machen und auch in jenen einzelnen Fällen ist nicht die Heilkunde an sich Schuld.

§. 88.

Noch endlich wird oft ziemlich unbedachter Weise der Heilkunde das zum Zeichen einer geringeren Würde gemacht: daß zu allen Zeiten im Allgemeinen und vollends wissenschaftlich sehr ungebildete Menschen mit nicht geringem Glücke die Heilkunde theilweise ausgeübt haben. Allein dagegen läßt sich, selbst den besten Fall

*) Paieon S. 129. u. f.

**) Ebendas. S. 450. u. f.

angenommen, fragen: kommt es nicht auch in Bezug auf andere Wissenschaften und Berufsarten vor, daß darin eben nicht wissenschaftlich Gebildete und methodisch Geübte hie und da das Rechte und wohl selbst das Bessere treffen? In der Regel ist es aber eben nur ein blindes Treffen, das derjenige, dem es gelingt, durchaus nicht zu rechtfertigen weiß, und das gar oft auch nicht gelingt und, am falschen Orte und zur falschen Zeit angewendet, Gefahr droht und bringt, wie sie in gleicher Größe von Seite eigentlicher Aerzte nimmer zu fürchten ist, deren schlechtesten doch in der Regel ein besseres Urtheil über derlei Fälle möglich ist.

§. 89.

Läßt man sich aber, wie es wahrlich die Schwierigkeit und Wichtigkeit der Sache erheischt, nur fähigere, edlere, und überhaupt tüchtigere Jünglinge, die ein besonderer innerer Trieb mächtig zum ärztlichen Berufe drängt, zum Studium der Heilkunde wenden; wird dasselbe nur in seinem natürlichen Umfange und in seiner natürlichen Tiefe ernst und würdig betrieben; wird die Zöglinge der Heilkunde nur insbesondere an den Bildungsanstalten bald gewöhnlicher ein tieferer, würdigerer und umfassenderer Geist weihen, anstatt daß sie da bisweilen gleich von vorne herein wenigstens theilweise zu seichter, Geistarmer und beschränkter Oberflächlichkeit und Zerrissenheit verleitet, durch einseitigen Partheisinn bestochen oder gar fast mehr nur zu einem einträglichen und ziemlich frivolen Gewerbe abgerichtet, als zu einem heiligen Berufe gebildet werden; werden endlich nur auch die Staaten als solche der Heilkunde das angemeßnere Verhältniß zum gesammten Staatsorganismus vollends anweisen und sie darin befestigen *): — so werden die Aerzte in ihrer Wirk-

*) Paieon S. 450 — 459.

samkeit mehr und mehr das triftigste Zeugniß von der hohen Würde und vorzüglichen Bedeutung der Heilkunde überhaupt an den Tag legen und auch ihre strengsten und gewichtigsten Tadler zu Verehrern umschaffen.

5. Von dem Zusammenhange der Heilkunde mit anderen Wissenschaften, Berufsarten und menschlichen Interessen überhaupt.

§. 90.

Die Heilkunde steht mit mehreren Wissenschaften und Berufsarten theils insofern in engerer Verbindung, als sie selbst jene braucht, theils insofern, als jene die Heilkunde brauchen. Die Kunde von diesen Beziehungen gehört mit zur vollständigen und gründlichen Erkenntniß der Heilkunde selbst.

§. 91.

Jene Kunde ist dem zum rechten Arzte gehörig zu Bildenden auch darum nöthig, damit er seine Wissenschaft, indem er sie außerdem möglichst isolirt betrachtete und behandelte, nicht aus der natürlichen Gliederung und dem unmittelbaren Lebenszusammenhange lostrenne und sie somit für sich gewissermaßen zu etwas Unorganischem und Leblosem (§. 63.) mache — auch mehrfache Gelegenheit verliere zur Vergleichung des Aehnlichen oder Unähnlichen und dadurch zur Vervollkommnung seiner Wissenschaft — und eben so damit er im wirklichen Leben die ärztliche Kunst nicht auf eine Weise übe, wie sie anderen Berufsarten ohne Noth und Recht mehr hinderlich sei und selbst gehindert werde, als förderlich sei und selbst gefördert werde ꝛc. — Sondern jenes ist auch darum hauptsächlich nöthig, weil die Heilkunde einen mehr oder minder bedeutenden Theil des Inhalts ziemlich vieler relativer Wissenschaften in ihrem

Dienste hat und haben muß. Denn, wie das ganze Leben des Menschen der nächste Hauptgegenstand der Heilkunde ist, wie mit jenem das gesammte Daseyn in vielfachster Beziehung steht (§. 34.), und wie all' diese Beziehungen von der Heilkunde müssen beachtet werden: so schließen sich auch alle diejenigen Wissenschaften, die einzeln die Gegenstände jener Beziehungen zum Inhalte haben, eng und dienstbar an die Heilkunde, als solche an, die sie theilweise und auf eine näher zu bestimmende Weise braucht.

a. Wissenschaften, Berufsarten und Interessen, die der Heilkunde besonders zu Statten kommen.

§. 92.

Von selbst versteht sich, daß die Wissenschaft von der Bestimmungsgemäs eigenthümlichen Natur und Beschaffenheit des Menschen überhaupt (Anthropologie) selbst ein Theil der Heilkunde ist. Ein Gleiches gilt — um zuerst die Richtung vom Menschen ab- und rückwärts in dem irdisch-physischen Daseyn zu verfolgen — zum Theil von der Wissenschaft von den Thieren (Zoologie), sofern die Heilkunde berufen ist, auch für Erhaltung und Erhöhung der Gesundheit vieler Thiere und für Heilung ihrer Krankheiten zu sorgen. Andern Theils aber bedarf die Heilkunde der Zoologie auch insofern, als manches aus ihr die Erkenntniß des menschlichen Lebens an sich erleichtert; ferner die Heilkunde Mittel zur Erhaltung und Erhöhung der menschlichen Gesundheit, sowie zur Heilung menschlicher Krankheiten aus dem Thierreiche bezieht, die also gründlich und vollständig nur erkannt werden können, wenn sich die Heilkunde mit der Wissenschaft vom Thierreiche vergesellschaftet. Deßgleichen resultiren ja auch Schädlichkeiten für die Gesundheit aus dem Thierreiche, selbst vorzugsweise sogenannte Gifte.

§. 93.

Aehnlich ist ihr Verhältniß zur Wissenschaft vom Pflanzenreiche (Botanik oder Phytologie). Theils nämlich schließt ja das Thier- und Menschenleben in sich selber eine Art Pflanzenleben, neben dem eigenthümlich thierischen und menschlichen, in sich (§. 25. N. 5.); das so aber mit der übrigen Thier- und Menschenorganisation innerlich künstlich verschlungen und für sich allein häufig gar schwierig zu erkennen ist: die Erkenntniß desselben wird aber sehr erleichtert durch Betrachtung des wesentlich Aehnlichen bei Pflanzen, an denen es vielfach einfacher, mehr in's Große ausgeprägt und nach aussen aufgeschlosseu zu betrachten ist (§. 25. N. 6.). Theils dient ja die Pflanzenwelt gar vielfach zur Erhaltung und Erhöhung der menschlichen und thierischen Gesundheit (zu Speisen und Getränken), desgleichen zur Heilung der Krankheiten (Arzneimittel), sowie sie denn auch Schädliches in sich hegt, das gekannt seyn will, wenn seine Wirkungen richtig beurtheilt und behandelt werden sollen, wenn es entkräftet, vermieden, vernichtet werden soll.

§. 94.

Wesentlich dasselbe gilt auch in Bezug auf die Wissenschaft von dem Mineralreiche (Mineralogie oder Oryktognosie). Desgleichen in Bezug auf die Wissenschaft vom Luftreiche (Meteorologie ꝛc.). Eine eigene Wissenschaft vom Wasserreiche fehlt uns noch, was ihr Inhalt werden kann, steht in denselben Rücksichten in Verbindung mit der Heilkunde, als die vorhergenannten Wissenschaften.

§. 95.

Lehren aber die erwähnten mit der Heilkunde zu verbindenden Wissenschaften (§. 92—94.) jede mehr nur das Einzelne der verschiedenen Naturreiche kennen, wie es an und für sich ist; so sind andere Wissenschaften der Betrachtung der gegenseitigen Wirksamkeit jener Dinge — und zwar sofern sie als unorganisch (§. 13.) erscheinen — vorzugsweise gewidmet. Auch mit diesen verbindet sich die Heilkunde nothwendig. Diese sind aber Mechanik, Chemie und Physik, wovon eben erstere das mechanische Verhältniß (§. 31. 34.) überhaupt und die Wirksamkeit künstlicher Mechanismen insbesondere (§. 12. 31.) betrachtet; die zweite aber die chemische Wechselwirkung (§. 34.) zwischen den materiellen Bestandtheilen der Naturkörper, und die dritte diejenige gegenseitige Wirksamkeit derselben, die sie auch im unorganischen Zustande noch mehr als unmittelbare Lebensäußerung (§. 31. N. 3. §. 6.) bewähren. Die Medizin bedarf dieser Wissenschaften, theils weil ihr dieselben die verschiedenartigen Wechselwirkungen thierischer und menschlicher Organisationen mit anderem Körperlichen durch Analogie genauer erkennen helfen, theils weil mechanische, chemische und physikalische Wechselverhältnisse auch zwischen den einzelnen Theilen der Thier- und Menschenleiber ebenfalls Staat finden, oft aber nur aus leichter zu gewinnenden Erfahrungen von den entsprechenden Verhältnissen zwischen unorganischen Stoffen, durch Induktion und Analogie vollends erschlossen, als unmittelbar erfahren wenden können.

§. 96.

Letztere Wissenschaften, sowie auch erst noch zu nennende, stützen sich vielfach auf die Wissenschaft der räumlichen und zeitlichen Verhältnisse an sich, d. h.

der Mathematik, darum so genannt (μαθησις d. i. Wissenschaft κατ' ἐξοχην), weil sie, ohne selbst aus der Erfahrung im gewöhnlichen Sinne des Worts zu stammen, selbst die Erfahrung zum Theil erst möglich macht, die es ja stets mit Gegenständen in Zeit und Raum zu thun hat, und weil sie übrigens so vorzugsweise geeignet ist, das Vorstellende (Anschauende) und Denkende in unserem psychischen Leben zu wecken und zu üben. Ihrer bedarf also auch die Heilkunde, theils um bisher genannte Wissenschaften gehörig benutzen zu können, theils sich auch übrigens richtige Begriffe zu verschaffen und sich gehörig auszudrücken über Maas- und Zahlverhältnisse der organischen Theile; um chirurgische und geburtshülfliche Instrumente richtig beurtheilen und gebrauchen zu können ꝛc. Sofern die Mathematik außerdem überhaupt im Stande ist, ein richtiges, regelrechtes Denken erzeugen zu helfen, ist sie ja dem Arzte um so mehr Noth, als er überall mehr auf sich selbst, als auf positive Vorschriften angewiesen ist.

Eine Ueberschätzung der Beziehung der Mathematik zur Heilkunde mißgebar jedoch die einseitige sogenannte Jatromathematik oder Jatromechanik, deren, so wie der Einseitigkeit der sogenannten Jatrochemie oder Chemiatrik, bereits oben (§. 32.) Erwähnung geschah.

§. 97.

Wie aber unsere ganze Erde mit allem, was sie trägt und hegt, ihr Daseyn hat und führt nur im organischen Bunde mit anderen Protoorganismen des physischen Weltalls (§. 22.): so wird zu einer möglichst vollkommenen Erkenntniß der irdischen Dinge, also namentlich des Inhalts der Zoologie, Phytologie, Mineralogie, Meteorologie u. s. w. auch die Erforschung der Natur anderer sogenannter Himmels- oder Weltkörper und ihres Verhältnisses zu unserem Planeten erfordert. Die dadurch erheischte, mittelbar auch zur Medizin Beziehung habende Wissenschaft wird aber Kosmologie genannt, von welcher Astronomie ein besonderer Theil ist. Diese haben übrigens auch noch insofern Beziehung zur Heilkunde, als analoge organische Verhaltnisse im Makrokosmos, wo sie in's Große ausgeprägt und sinnfälliger sind, die entsprechenden im Mikrokosmos, wo die Erkenntniß vielfach erschwert ist, richtiger erkennen helfen *).

§. 93.

Aber immer fehlt noch etwas zur erschöpfenden Erkenntniß der irdischen Dinge. Denn durch all' das Genannte werden sie nur erkannt, wie sie eben sind. In einem lebendigen Organismus aber, dergleichen auch das physische Weltall ist, giebt es nicht blos ein stillstehendes Seyn, sondern vielmehr ein stetiges Werden oder Vergehen. Auch diese Umwandlungen und ihre Gesetze in dem Makrokosmos, die nicht ohne wesentliche und innige Beziehung für das Leben der irdischen Mikrokosmen sind, ja selbst das erste ursprünglichste Werden und die stufenweise fortwaltende Entwickelung der einzelnen großen Glieder und Organe jenes Makrokosmos und der darnach sich ändernden gegenseitigen Verhältnisse, sowie das Aehnliche in besonderer Beziehung auf die Erde für sich mit ihrer eigenen In- und Anwohnerschaft von Deuteroorganismen, werden zu erforschen gesucht. Dieß ist Sache der Kosmogonie überhaupt und der Geogonie insbesondere, die also ebenfalls dem Arzte nicht ganz fremd bleiben dürfen, weil er sie braucht.

---

*) Vergl. eine Anwendung davon in Bezug auf Erklärung der Erzeugung thierischer Würme in Paieon S. 433.

§. 99.

Und endlich ist es die Naturphilosophie, welche den Inhalt all' der genannten Wissenschaften von den physischen irdischen Dingen, wie der Zoologie, Phytologie, Mineralogie, Meteorologie, Chemie und Physik, Geogonie, Kosmologie und Kosmogonie, theils einzeln auf eine besonders lebendige und geistige Weise, theils alle in ihren wesentlichsten Beziehungen zu einander und zum Ganzen der irdischen Natur, nach ihrem Werden und Seyn zu erfassen strebt. Die Naturphilosophie an sich ist daher als gemeinsame Seele der Naturwissenschaften zu betrachten und ist insbesondere auch geeignet, vor einem unfruchtbaren Gedächtnißstudium derselben zu bewahren.

§. 100.

Sofern es die Heilkunde mit physischem Leben zu thun hat und zunächst und vorzugsweise mit dem physischen Leben des Menschen: so erscheint sie selbst als Haupt der sämmtlichen Naturwissenschaften, das ohne diese, als seinen Rumpf und sein Gliederwerk, nicht bestehen kann. Allein die Heilkunde hat es auch mit dem psychischen Leben unmittelbar und vielfach zu thun. Darum schließt sie sich denn auch in entgegengesetzter Richtung, gegen die eben betrachtete, an andere Wissenschaften an. Die Wissenschaft von dem gesetzmaßigen und gewöhnlichen Seyn des psychischen (Thier- und) Menschenlebens, d. h. die Psychologie, gehört aber unmittelbar zur Heilkunde selbst.

§. 101.

In dieser anderen Richtung schließen sich denn nun zunächst drei Wissenschaften an die Heilkunde an, deren jede zum Gegenstande hat Eine Hauptbeziehung des menschlich Psychischen zum wirklichen Leben, indeß die Psychologie jenes mehr nur an und für sich betrachtet. Diese drei Wissenschaften (Geisteswissenschaften, wie man sie etwa mit einigen anderen im Gegensatze der Naturwissenschaften, nennen könnte) sind:

1) die Wissenschaft von dem Fühlen und Vorstellen des Schönen, d. h. Aesthetik, die dem Arzte zu Statten kommt, nicht blos sofern sie ihn als Mensch von einer besonderen Seite veredelt und vervollkommnet, eine Bewirkung, die er um so mehr bedarf, als er so häufig in Berührung mit Unschönem seyn muß; ferner nicht blos insofern, als er sich dadurch theilweise eines feineren edleren Umgangs fähig macht, der ihm oft hauptsächlich Vertrauen erwirbt und sein ärztliches Wirken unterstützt rc. — sondern auch insofern, als er durch ihm von jener Wissenschaft zu erwerbende Kenntniß der sogenannten eleganten Künste (z. B. Tanzen und andern Leibesubungen, Musik rc.) erst vollkommen in Stand gesetzt wird, manches der Gesundheit wohlthätige oder nachtheilige aus diesem Bereiche richtiger zu beurtheilen und zu ärztlichem Zwecke zu benützen — ferner sofern er sowohl in Bezug auf Gesundheiterhaltung als Krankheitenheilen auch zur Erhaltung und Vermehrung der Wohlgestalt und Schönheit des Körpers in Anspruch genommen wird, — ihm ja selbst bei allem ärztlichen Handeln ein Ideal des Menschenlebens vorschweben soll, — durch die Aesthetik ausser dem Gefühle, das beim Arzte von der leidenden Menschheit ja so beständig und unmittelbar in Anspruch genommen wird, auch Einbildungskraft und Phantasie, zwei auch dem Arzte so vorzüglich nothwendige Vermögen (§. 78.), belebt und ausgebildet werden — sofern diese Wissenschaft Interesse erweckt und anleitet, wie der Arzt durch jeweiligen Genuß der Himmelskost der Künste, wie Bildhauerkunst, Malerei, Musik, beson-

ders aber Poesie, sich vor dem Untergange in einen kläglichen Prosaismus in Folge der Ausübung seines Berufes verwahre und dagegen vielmehr stets von Neuem sich stärke und erhebe.

Endlich ist einige Fertigkeit namentlich im Zeichnen und Malen dem Arzte noch besonders zu wünschen, weil er dadurch nicht blos seine Sinnesthätigkeiten und Einbildungskraft übt und dadurch namentlich auch das Gedächtniß stärkt, sondern auch manchen wichtigen Befund am Krankenbette und bei Leichenöffnungen theils für seine eigene Erinnerung fester halten, theils Anderen mittheilen kann.

Apollo, zugleich Erfinder der Heilkunde und der Poesie, Gott der Heilkunde und Anführer der Musen.

§. 102.

2) Die Wissenschaft vom Erkennen und Denken des Wahren (Logik). Einweihung in diese thut dem Arzte nicht blos Noth, sofern sie den Menschen im Arzte überhaupt von dieser besondern Seite seines Wesens entwickeln und vervollkommnen hilft und ihn namentlich für Wissenschaftlichkeit insbesondere befähigt, dadurch ihn aber vorzugsweise in Stand setzt, zu einem möglichst vollendeten ärztlichen Wissen und Handeln zu gelangen und sich dagegen vor Täuschungen und Irrthum möglichst zu verwahren — sondern auch insofern, als die gründlichere Kenntniß des gesetzmäßigen menschlichen Erkennens und Denkens den Arzt vorzüglich befähigen hilft, Erkrankungen dieser Lebensbeziehung gehörig zu erkennen und zu behandeln.

§. 103.

3) Die Wissenschaft vom Wollen und handelnden Verwirklichen des Guten (Ethik, Sittenlehre, Mo-

ralphilosophie ꝛc.). Bildung dieser Seite des psychischen Menschenwesens thut dem Arzte aber schon darum Noth, weil er, der es so unmittelbar mit Menschenleben zu thun und der die fürchterlichsten Feinde desselben in seiner Gewalt hat, doch zugleich so wenig beaufsichtigt ist und seyn kann, als daß er nicht bei schlechten Willen viel Böses ungeahndet stiften, sowie auf der andern Seite wenigstens viel Gutes zu wirken unterlassen könnte. Uebrigens erkrankt der Mensch auch von dieser Seite nicht selten und erheischt dann besonderartige Kenntniß und Hülfe *).

§. 104.

Diejenige Wissenschaft sodann, welche zum Gegenstande hat die Erforschung der Beziehungen des gesammten, sinnlichen und vergänglichen (§. 18.) irdischen Seyns zu einer Welt des Geistigen und zur ewigen Gottheit, d. h. die Metaphysik, muß den Arzt nicht blos bewahren helfen vor der ihm allerdings drohenden Gefahr (§. 76.), in üblen Skepticismus, Materialismus, Fatalismus, Atheismus ꝛc. zu gerathen; nicht blos ihn selbst als Menschen veredeln helfen; sondern auch insbesondere ihm theils die Erkenntniß auch der Dinge der physischen Welt vollenden helfen dadurch, daß auch ihre Beziehung zur Welt des Geistigen und zur höchsten Einheit beider zu erkennen gestrebt wird (§. 73) theils den innigen und wichtigen Zusammenhang des ärztlichen Berufes mit einem höchsten, herrlichsten, heiligsten Weltplane wenigstens ahnen lassen (§. 73. 107.) **)

*) Es dürfte hieher wohl unbedenklich selbst lasterhaftes und verbrecherisches Wesen gerechnet und den Aerzten mehr und Geeigneteres zu thun gegeben werden auch in Bezug auf Zuchthäuser u. dergl.

**) Paieon S. 167 — 171.

und so ihn in seinem eigenen ärztlichen Wirken leiten, stärken und begeistern.

§. 105.

Insbesondere aber die Erforschung und Erkenntniß des innigen und lebendigen Wechselverhältnisses des psychischen Menschenwesens, besonders sofern es als Gemüth erscheint, zu Gott, ist Gegenstand der Religionsphilosophie. Ist es aber einerseits die Religion an sich, die den Menschen am lebendigsten, kräftigsten und wohlthätigsten bestimmt, auf die richtigste Weise zu leben und zu wirken: und sind es andrerseits Mißgeburten der Religion, die zu allen Zeiten im Großen und Kleinen, Ganzen und Einzelnen unter die mächtigsten Ursachen der übelsten Entartungen des Menschenwesens gehörten: so erhellt von selbst, wie ersprießlich und wünschenswerth für den Menschen überhaupt die möglichst richtige Erkenntniß des Wesens der Religion, also die Religionsphilosophie an sich, sei. Zudem erkranken nicht blos ganz wenige Menschen psychisch auch in religiöser Beziehung und sollen vom Arzte richtig beurtheilt und behandelt werden; sondern es fördert auch häufig bei andersartigen Kranken, die als solche in der Regel besonders auch zur Religion ihre Zuflucht nehmen, das ärztliche Wirken sehr, wenn der Arzt auch das religiose Verhältniß gehörig mit berücksichtigen und benützen kann. Was endlich insbesondere dem Arzte die Ethik werden kann und soll (§. 103.), das wird vollends auf lebendige Weise ächte Religiosität.

§. 106.

Was nun sodann Psychologie, Aesthetik, Logik, Ethik, Metaphysik und Religionsphilosophie in ihrem innigen lebendigen Zusammenhange darstellt und sie durch

[A]nknüpfung an eine höhere Einheit nur als organische [E]inzelheiten eines harmonischen Ganzen darstellt, sie [s]elbst als gemeinsame Seele, Geist und Lebensprinzip [d]urchdringend; was zugleich den Inhalt jener Wissen[sc]haften nicht blos als einen stehenden und fertigen, [so]ndern als einen in gesetzmäßigem Werden und Um[w]andeln begriffenen betrachtet, das mag — im Gegen[sa]tze zu Natur= oder Realphilosophie — Geistes= der Ideal=Philosophie genannt werden.

§. 107.

Sowohl mit dieser nun, als auch mit der Philo[s]ophie überhaupt und schlechthin, die man etwa auch [U]niversalphilosophie nennen könnte, muß sich [d]ie Medizin befreunden. Denn die Philosophie über[h]aupt darf nicht blos als das vorzüglichste Mittel be[tr]achtet werden, die psychischen Kräfte zu wecken und [a]uszubilden; sondern sie — wörtlich die Liebe, das [S]treben nach Weisheit — ist es, deren unmittel[b]arstes Geschäft es ist, den ewigen, göttlichen Welt[p]lan mehr und mehr zu erforschen und diesem alles [W]issen und Handeln immer entsprechender, d. h. dem [g]öttlichen immer ähnlicher zu machen.

Freilich ist dabei wohl zu unterscheiden, was Ein[ze]lne als Philosophie zu Tage gefördert, von Philoso[p]hie an sich. Jede Philosophie Einzelner ist im besten [F]alle die Philosophie an sich nur von einer gewissen Seite, [a]uf einer gewissen Stufe ihrer Entwickelung in der Wirk[li]chkeit, noch dazu stets mit mehr oder weniger Irrthum ver[g]esellschaftet. Aber es ist dabei auch zu bedenken: daß die [P]hilosophie an sich anders nicht in die Wirklichkeit eintre[te]n könne, als theilweise hie und da, und nach und nach [i]n der Zeit. Ist somit zwar jede einzelne Darstellung [d]er Philosophie schätzbar und soll Einfluß gewinnen, wie überhaupt auf Wissen und Handeln, so insbesondere auch auf arztliche Wissenschaft und Kunst: so muß doch immer theils das eben bemerkte im Bewußtseyn festgehalten, theils bedacht werden, daß eine solche Philosophie je und je hauptsächlich nur in einzelnen, doch immer mehreren, Beziehungen den Geist anregen, Ansichten lautern, Verfahrungsarten vollständiger und fester begründen solle rc. — nicht aber so auf die Heilkunde bezogen werden solle, daß all' ihr Wissen und Forschen und darnach denn auch alles ärztliche Handeln bis in's Einzelnste und mit Gewalt einer besonderen Erscheinungsweise der Philosophie nach Form und Geist accommodirt werde.

So sehr übrigens dabei die Aerzte auf ihrer Hut seyn müssen, daß die Erfahrung an sich von der Philosophie nicht zu gering geschätzt, nicht zu sehr verdrängt oder wohl gar entstellt und verfälscht werde: so sehr muß uns doch nähere Belehrung über das Erfahren selbst und sein Verhältniß zu anderen Erkenntniß-Wegen und Weisen von ihr willkommen seyn, so sehr muß doch der Arzt dem Einfluße der größten und würdigsten Erscheinungen der Philosophie offen seyn, damit sein Wissen mehr und mehr Weisheit und von Weisheit all' sein Handeln mehr und mehr geleitet werde.

Die Philosophie an sich ist das Lebensprinzip aller Wissenschaften und macht sie überhaupt auch erst lebendig wirken, wie sie im Besonderen das Wissen selbst stets vervollkommnet und sichert und dem einzelnen Gewußten erst die rechte Bedeutung, Würde und Weihe giebt. Daß innerhalb einer Wissenschaft überhaupt philosophirt werde, heißt demnach soviel, als es herrscht eigentliches Leben in ihr. Daß auch dieses Lebensprinzip, wie anderes, in der Wirklichkeit hie und da krankhaft erschien und noch erscheinen kann und dann uch auf den Organismus der Wissenschaft und seine inzelnen Organe und Glieder krankhaft wirkte, ist llerdings wahr; ist aber auch theils unvermeidliches Schicksal alles Irdischen, theils ist deßhalb, nach den isherigen Prüfungen, weiterhin mehr Gutes zu hoffen, ls Uebles zu fürchten, theils muß es auch hierbei selbst n schlimmsten Falle heißen: abusus non tollit usum!

Möge nur Eine Hauptveranlassung zu solcherlei Erkrankung richtig erkannt und behandelt werden; nämlich das Streben nach Formvollendung, nach systematisch vollendetem Abschluß der Wissenschaft. Im Allgemeinen muß ein solches Streben in einem gewissen Maase nothwendig rege seyn, wenn wir es im Wissen u mehr als einem chaotischen Trummerwerk und Wuste, venn wir es darin zu einiger organischen Gestaltung ringen wollen, wie wir es denn unverkennbar sollen. llein andrerseits ist zu bedenken, daß, so lange menschliches Forschen währet, was eben so lange seyn wird, ls es eine irdische Menschheit giebt — daß eben so ange an jener Formvollendung werde geschaffen weren müssen, und daß dieß wohl Keiner ganz allein, ondern Viele theilweise, obwohl darunter Einzelne das Meiste und Hauptsächlichste thun werden.

Paieon S. 2—25.

§. 108.

Gemeinsam mit anderen Wissenschaften und Beufsarten stützt sich ferner auch die Medizin zum Theil uf die Historie oder Geschichte. Diese ist es, ie in jeder Hinsicht, wird sie nur gehörig angehört nd verstanden, durch lebendige Beispiele überhaupt m wirksamsten warnen, locken und leiten kann und oll, die uns insbesondere große, herrliche Menschen nd ihr großartiges Forschen, Wissen und Handeln kennen lehrt, dergleichen nicht jedes Zeitalter aufzuweisen hat und an denen wir, um nicht in laue Gemeinheit und unbedeutende Mittelmäßigkeit unterzugehen, zu lernen haben, was der Mensch seyn und thun kann — die so vor Allem im Stande ist, uns von alltäglicher Kleinigkeit der Betrachtung und Behandlung des Lebens, sowie vor dem thörichten und gefahrlichen Wahne zu befreien: als werd' es immer so seyn, wie es eben jetzt ist; in der wir selbst einen Prüfstein haben für die mehr oder mindere Aechtheit philosophischer Ansichten und Vorschriften; in welcher wir endlich überhaupt ein stehendes Weltgericht richten sehen können und sollen.

§. 109.

Und wie die Geschichte das Schicksal der Menschheit, die uns selbst in den einzelnen Völkern als in ihren Organen und Gliedern und in unzähligen Individuen als ihren Atomen erscheint, kennen lehrt, von dem ja das Leben jedes Einzelnen selbst ein integrirender Theil ist: so lehrt uns die Geographie die Beschaffenheit der von Menschen bewohnten und besuchten Erdoberfläche kennen, und somit zugleich auch den Schauplatz der Geschichte, die uns dadurch erst verständlicher wird. Außerdem ist jene Kunde von der Oberfläche der Erde dem Arzte auch darum insbesondere ersprießlich und nöthig, weil sich durch sie erst die Erkenntniß mancher Dinge, die einen wichtigen, nachtheiligen oder vortheilhaften Einfluß auf thierisches und menschliches Leben haben, vervollständiget.

§. 110.

Endlich ist die Kenntniß von Sprachen dem Arzte, wie den Genoßen anderer edlerer Berufsarten, nöthig; theils schon weil das Lernen derselben eines der ersten und wichtigsten Weck- und Bildungsmittel des menschlichen Geistes ist; theils weil in der Erlernung irgend einer Sprache ein neuer Weg gebahnt und ein neues Thor geöffnet ist zur unmittelbarsten Anschauung der Schätze des Wissens überhaupt und der Geschichte insbesondere; theils endlich weil insbesondere Kenntniß der griechischen und lateinischen Sprache im Allgemeinen insofern als Schlüssel zum Eingange in das Innere aller bisher genannten Wissenschaften zu betrachten ist, als in letzteren eine mehr oder minder große Masse von aus jenen alten Sprachen hergenommenen und ferner herzunehmenden Benennungen noch immer üblich und zum Theil nothwendig ist, die aber nur hinreichende Sprachkunde richtig verstehen und richtig bilden und anwenden machen kann.

§. 111.

Unter den alten Sprachen ist für den Arzt insbesondere noch die arabische von Interesse, weil eine Reihe von Jahrhunderten (vom 7ten bis in's 13te Jahrh.) die Heilkunde vorzugsweise in den Händen der Araber sich befand und aus deren medizinischen Werken, unter mancherlei Unrath, doch auch noch manches Goldkorn zu suchen ist.

Unter den neueren Sprachen wird von den Aerzten im Allgemeinen mit Recht vorzugsweise der englischen, französischen und italienischen gepflogen: doch wäre zu wünschen, daß sie seltener und mit mehr Auswahl zu Uebersetzungen heilwissenschaftlicher Schriften jener Nationen gebraucht würden, als es gegenwärtig, häufig auf Kosten des besseren Einheimischen, geschieht *).

*) Paieon S. 475 u. f

§. 112.

In Bezug auf die meisten der bisher erwähnten, mit der Heilkunde in bestimmterer Beziehung stehenden Zweige des Wissens muß sich aber der Zögling der Heilkunde bei Zeiten überzeugen: daß es ihm mehr darum zu thun sei, sich viele derselben mehr nur nach dem Wesentlichsten und Allgemeineren, außerdem aber dem Specielleren nach nur das anzueignen, durch was jene vorzugsweise mit der Heilkunde zusammenhängen. Heilwissenschaft und Heilkunst muß demselben immer die Hauptsache bleiben, bei der er erst durch und durch bis in's Einzelnste lernen und versuchen soll. Außerdem giebt es eine meistens minder wohlthätige und wenig fruchtbare Vielwisserei.

Wer daher auf dem bisher bezeichneten Wege der Vorbereitung zur Heilkunde eine zu ausschließliche Vorliebe für ein durchgehends spezielles Studium eines einzelnen Faches oder einiger in sich gewahrt: der prüfe sich wohl, ob er nicht besser thue, zur Medizin, als zu seinem Hauptfache, nicht vorzudringen, sondern vielmehr in einer oder der anderen der übrigen Natur- oder Geisteswissenschaften sich heimisch zu machen. Denn der sich durch solche Vorliebe aussprechende innere Beruf eines Menschen zu einem bestimmten Tagwerke muß heilig gehalten werden, seiner Wirksamkeit sind überall die größten und schönsten Erfolge zuzuschreiben und Unternehmungen ohne, ja wohl gar gegen ihn, mißlingen in der Regel.

b. Wissenschaften, Berufsarten und Interessen, denen die Heilkunde vorzugsweise dienen kann und soll.

§. 113.

Umgekehrt steht die Heilkunde insofern in näherer Beziehung, als sie gebraucht wird, mit folgenden

Wissenschaften, Künsten, Berufsarten und überhaupt menschlichen Interessen.

1) Bedürfen ihrer sowohl die Polizei, als die Gerechtigkeitspflege der Staaten. Erstere, sofern ärztliche Kenntnisse in Anwendung gebracht werden, behufs der Entwerfung und Ausführung von (polizeilichen) Staatsmaasregeln, die Gesundheit der Staatsburger und ihrer Arbeits=, Nutz= und Luxusthiere gemeinsam vor Gefährdung zu behüten und gegentheils zu fördern. Letztere, sofern Aerzte mit ihren Kenntnissen zu untersuchen und zu entscheiden haben, theils was denn von, nach geschehenen gewaltthätigen Beeinträchtigungen des Lebens von Menschen und Thieren durch Menschen Uebles für jene Erfolgtem als von diesen wahrhaft verursacht anzunehmen sei, was nicht, theils ob irgend eine Unthat als ein (relativ) freies, zurechenbares Handeln oder als krankhaftes Geschehen zu betrachten sei.

Möge nur die Heilkunde ersteres Geschäft stets für keines ihrer geringeren halten, und möge sie in letzterer Beziehung stets ein klares sicheres Auge der Gerechtigkeit seyn, ohne jedoch dem Frevel als leidiger Sachwalter zu dienen.

§. 114.

2) Hat die Heilkunde eine bedeutende Stimme in Beziehung auf das so wichtige Fach der Erziehung, sofern ihr die Erforschung der bestimmungsgemäßen Entwickelung des physischen und psychischen Menschenwesens sowohl eines jeden an sich, als beider in ihrer Wechselbeziehung zukommt — und jede Ansicht und Methode der Erziehung nur in soweit vorzüglich ist, als sie damit übereinstimmt.

§. 115.

3) Eben so ist wohl an einen besseren Zustand der Psychologie nicht zu denken ohne bedeutendes Mitwirken der Aerzte als solcher. Eine Beziehung, wodurch die Heilkunde mittelbar nicht wenig wirken wird und muß auch auf andere Geisteswissenschaften und auf die Philosophie überhaupt.

§. 116.

4) Thut theilweise Zuziehung des Wissensschatzes der Heilkunde Noth den bildenden Künsten, wie namentlich die Lehre vom Baue des (Thier- und) Menschenkörpers der Bildhauer-, der Zeichnen- und Malerkunst.

§. 117.

5) Können und müssen die Kenntnisse der Heilkunde theilweise in Gebrauch gezogen werden, besonders die in Betreff des gegenseitigen Zusammen- und in einander Ueber-Wirkens von Physischem und Psychischem bei den verschiedenartigsten persönlichen Erscheinungen des Menschen, sowohl von Seite der Poesie, sofern sie den Menschen in seinen mancherlei Verhältnissen und Beziehungen zwar idealisirt, doch wahr, d. h. so wie er seyn kann und vor Allem wie er seyn soll, darstellt; als auch von Seite derer, die einen Erfolgreicheren unmittelbaren Umgang mit den Menschen, wie sie in der Wirklichkeit sind, durch eigenen Beruf zu pflegen haben, sowie zum Theil auch von dem Geschichtschreiber.

§. 118.

6) Und wieviel kann doch für die wichtigsten und allgemeinsten Interessen der Menschheit

erwirkt werden, theils durch wachsende Verallgemeinerung gründlicher medizinischer Kenntnisse Behufs selbstthätiger Erhaltung und Erhohung der Gesundheit, der Verhütung von Krankheiten und des zweckdienlicheren Benehmens in Krankheiten von Seite der einzelnen Staatsbürger für ihr eigenes Leben und das ihrer noch unselbstständigen Angehörigen — theils dadurch, daß ärztliche Forschung noch immer vollstandiger und bestimmter darthut, wie selbst die edelsten Gebilde und Thätigkeiten unserer physischen Organisation zwar in Verhaltnissen stehen zu dem höheren psychischen Wesen des Menschen, aber nicht deren ursprüngliche Quellen seien; dadurch ferner, daß sie immer mehr die strenge Ordnung, die harmonische Gesetzlichkeit auch im Einzelsten und Kleinsten erkennt und aufzeigt! Denn in den letzteren Fällen ist es die Heilkunde die mächtig steuern kann, verkehrten, materialistischen, geist- und gottlosen Weltansichten und daraus herfließenden Lebens- und Handlungsweisen. So ist sie es, welche eine ewige Ordnung und eine ernst waltende Gesetzlichkeit in der Welt besonders anschaulich macht.

§. 119.

7) Zudem kann die Heilkunde durch immer gründlichere Erkenntniß der wahren ursächlichen Bedingungen mancher Erscheinungen und Zustände am und im thierischen und menschlichen Leben auch insbesondere das schädliche Unkraut des Aberglaubens mehr und mehr ausrotten helfen — obwohl sie auch Gelegenheit hat, durch übertriebene Aengstlichkeit gegen Aberglauben, Unglauben im weitesten Umfange zu befördern. Und endlich bezweckt ja die gesammte ärztliche Wirksamkeit uberhaupt, ihrer wesentlichen Bestimmung nach, geradezu: das menschliche Seyn mit allem übrigen dasselbe berührendem Daseyn immer vollstandiger in das naturgemä-

feste, somit glücklichste und wünschenswertheste Verhältniß zu versetzen, wie ein solches theils an sich erst zu erringen, theils nur, als ein verlornes und entstelltes, wieder zu gewinnen ist. Und so hilft sie mächtig das Uebel allenthalben unmittelbar schwächen und mehr und mehr vernichten, dagegen aber die Wonne und das Glück des Daseyns vergrößern und befestigen.

Drittes Kapitel.

Von den zum Arztwerden vorzüglich nothwendigen persönlichen Eigenschaften.

§. 120.

1) Gesunder, kräftiger, wohlgebildeter und gewandter Körper. Das Gegentheil davon erweckt vor Allem schon theils Vorurtheil gegen das Wissen und Können des Arztes in Bezug auf Gesundheit-Erhaltung, Erhöhung und Wiederherstellung; theils wirkt es auch außerdem minder wohlthuend und Vertrauen erregend, insbesondere etwa bei Kindern rc. Zudem erfordert jene Eigenschaften der Beruf des Arztes schon an sich, sofern letzterer Tag und Nacht, bei jeder Witterung in Anspruch muß genommen werden, und ohne sonderliche Beschwerde Trepp' auf Trepp' ab, durch einen manchfachen Wechsel von Temperatur hindurch seinem Berufe nachgehen und überhaupt gegen krankmachende Einflüße, wie etwa insbesondere gegen Ansteckung, zum Theil schon durch eine kräftigere Leibesgesundheit geschützt seyn muß. Endlich thut körperliche Kraft und Gewandtheit nicht blos dem Chirurgen und Geburtshelfer in hohem Grade noth, sondern insbesondere auch dem mit Irren umgehenden Arzte u. s. w.

§. 121.

2) Gute äußere Sinne, die alle, wenn auch bald mehr der eine, bald mehr der andere, vielfach in Anspruch genommen werden zur Erkenntniß von Krankheitssymptomen, zu anatomischen Untersuchungen; um selbst die oft sehr schwache Stimme Kranker zu vernehmen rc. So selbst das Getast beim Chirurgen und Geburtshelfer. Nicht minder Noth thut aber dem Arzte

3) eine zugleich lebhafte, kräftige und leitsame Einbildungskraft, mit der er so häufig innerlich verborgene, den äußeren Sinnen, besonders dem Gesichte, unmittelbar nicht zugängliche Beschaffenheiten lebhaft und deutlich sich vorzustellen hat; sowie denn überall gehörig beschaffene und zu anderen Erkenntnißthätigkeiten im gehörigen Verhältniße stehende Einbildungskraft und Phantasie das dem Arzte so nothwendige lebendige (anschauliche, gegenständliche) Erkennen des Lebendigen hauptsächlich begründen (§. 78.).

§. 122.

4) Schnell auffassendes, umfassendes und treues Gedächtniß, das aber eben sehr von den im vorigen §. berührten Eigenschaften abhängt. Denn es führt nicht blos die ärztliche Wissenschaft ausserordentlich viel Gedächtnißwerk mit sich, wie in der Lehre von den Theilen und dem Baue des menschlichen Körpers, in der Lehre von den Arzneimitteln und ihren Gaben rc.; sondern auch die Praxis in Bezug auf die gegenwärtigen Zustände der Patienten, ihr früheres Leben, in Bezug auf das Mancherlei, was bisher ärztlich angewendet worden, wie es gewirkt rc.

§. 123.

5) Um so nöthiger wird höherer Sinn für eigentliche lebendige Wissenschaftlichkeit oder also Sinn für allgemeinere Vernunftansichten, wodurch das Gedächtnißwerk nicht blos insofern erleichtert wird, als es in größeren Parthieen an Prinzipien angeknüpft und organisch geordnet wird, anstatt in loser Vereinzelung und chaotischer Verwirrung mühsam aufgefaßt und festgehalten zu werden; sondern auch insofern: als Vertrautheit mit Ideen das innigste Interesse für Wissen und Handeln giebt, am lebhaftesten und erfolgreichsten antreibt, sich jenes innigst anzueignen, ja sofern eben die Idee selbst das Lebensprinzip des Wissens ist, das es, das Einzelne organisch verbindend, haltend und lebendig wirken machend, erst zur Wissenschaft macht.

§. 124.

6) Wie sehr ferner derjenige, der Arzt werden will, einen scharfen Verstand verrathen müsse, erhellt aus der Betrachtung, wie sehr der Arzt desselben bedürfe, nicht blos zu der so vielseitigen und wichtigen Verknüpfung der ärztlichen Empirie und Speculation zur Heilwissenschaft, sondern auch theils um aus einzelnen Wahrnehmungen und Beobachtungen selbst richtige allgemeinere Sätze, Regeln 2c. zu erschließen, theils ähnliche Schlüße Anderer gehörig zu prüfen, theils umgekehrt allgemeinere Lehren auf besondere Fälle richtig modificirt (individualisirt) anzuwenden.

§. 125.

7) Lebhaftes, doch kräftiges und mehr zur ruhigen Heiterkeit und zum sanften Wohlwollen gestimmtes Gemüth. Durch dieses

muß der Arzt auch dem Gefühle nach in die Lage anderer sich versetzen können und in einer gewissen Lebhaftigkeit des Mitgefühls — das jedoch bestimmte Grenzen haben muß, wenn es den Arzt nicht bald zu Grunde richten soll, wofür jedoch auch bald die Gewöhnung an den Anblick Leidender sorgt — einen neuen Sporn zu dem oft so mühsamen ärztlichen Wirken erhalten. Außerdem muß der Arzt durch eine solche Gemüthsart geschützt seyn vor krankhaftem Triebsinn über das manchfache Elend der Menschen, mit dem er stets zu thun hat, sowie ferner geduldig seyn und gelassen ausdauern können, wo sich der Erfolg seiner Bemühungen nur spät zeigt und langsam vervollständigt, wo ihm Unfolgsamkeit, Undank rc. von Einzelnen begegnet u. dgl. m.

§. 126.

8) Theils zu dem eben genannten, theils zu sogleich zu erwähnendem Zwecke bedarf der Arzt einer bedeutenden Herrschaft über sich selst. Dieß auch zur Erzeugung und Unterhaltung der Aufmerksamkeit sowohl Behufs sinnlicher Erkenntniß (Beobachtung), als Behufs des Denkens; ferner damit er seine Ueberzeugung in Betreff von Heilobjekten sich nicht sogleich vom Gesichte lesen lasse rc. — Nicht minder nothwendig ist ihm

9) Entschlossenheit und Muth, um in mißlichen und dringenden Fällen die rechte Hülfe bald und stark genug eintreten zu lassen rc.

§. 127.

10) Eine gewisse Unschuld in Bezug auf das Geschlechtsverhältniß und Keuschheit thut dem Arzte um so mehr noth, je häufiger ihm durch seinen Beruf Gelegenheit wird, theils gegen Zartheit in diesem

Punkte zum Nachtheil seines eigenen Rufes und des Rufes der Heilkunde anzustoßen; theils fremder Unschuld gefährlich zu werden, die wankende zum Fallen zu bringen und dadurch unmittelbar und mittelbar viel Uebles zu stiften. — Eben so ist beim Arzte

11) Verschwiegenheit von großem Belange, da er nothwendig mit so manchem vertraut werden muß, was nicht allgemeiner bekannt werden kann, ohne die Ruhe, den Ruf ꝛc. Einzelner schmerzlich zu gefährden.

§. 128.

12) Lebendiger christlicher religiös-sittlicher Sinn neben den erwähnten Eigenschaften des rechten Arztes wird die Ausübung der damit zusammenhängenden Pflichten desselben vielfach erleichtern, ja zum Genusse machen.

Es muß sich damit aber zugleich verbinden

13) umfassende Menschenkenntniß, sogenannte Weltbildung und aus ihnen hervorgehende Klugheit — damit der Arzt in Bezug auf Andere weder absichtlich so leicht getäuscht werden könne, noch sich selbst täusche, wo es sich etwa handelt um blos vorgespiegelte (simulirte) oder gegentheils verhehlte (dissimulirte), um zu wenig verrathene oder zu hoch angeschlagene Lebenszustände — deßgleichen damit der Arzt auch solchen, die als sogenannte Weltleute vorzugsweise in jenem künstlichen Elemente der Weltbildung oder des Conventionellen leben, Behufs eines gedeihlicheren ärztlichen Wirkens — Allen gewissermassen Alles seyend — nach Möglichkeit genüge u. s. w.

§. 129.

14) Uebrigens obwohl dasjenige, was man Takt, praktischen Blick, praktisches Genie ꝛc. des Arztes nennt, bereits als etwas zur Sprache kam (§. 81.), vor dem

im Allgemeinen eher zu warnen sei, als daß es gerühmt werden könne: so ist etwas Instinktmäßiges in Bezug auf zu erkennende und zu behandelnde, zugleich seltene oder ganz neue und doch dringend erscheinende Fälle dem Arzte doch sehr wünschenswerth.

§. 130.

15) Endlich muß sich zu all' den erwähnten Eigenschaften auch noch gesellen kraftige Neigung und ein mächtiger innerer Beruf, in ärztlicher Wirksamkeit sein Lebenstagwerk zu finden. Ohnedieß berechtigt das Daseyn aller jener Eigenschaften nicht zu dem Entschluße, Arzt zu werden. Um aber zu prüfen, ob es mit empfundener Neigung zur Heilkunde bei einem übrigens gehörig vorbereiteten Jünglinge gründlicher Ernst sei, gilt es insbesondere, sich noch zu vergegenwärtigen: wie wichtig und doch zugleich in mancher Hinsicht auch mißlich das so unmittelbare Umgeben mit Menschenleben sei, wie es dem Arzte obliegt — wie mühselig der ärztliche Beruf sei, da er den Arzt weniger Herr seiner Zeit seyn läßt, als jeden Anderen — wie vorzugsweise häufig er falsches, ungerechtes Urtheil von den Layen und unangenehme Verhältnisse mit Collegen zu gewärtigen habe — wie er es so vorzugsweise mit der Schattenseite des Lebens, mit dem vielgestaltigen Elende zu thun habe — wie oft da sein eigenes Leben unmittelbar gefährdet ist (Ansteckung) — wie er, bei sehr wenigen und unbedeutenderen Ehrenstellen im Vergleich zu anderen Berufsarten, so vielfach zum blosen Gewerbsmanne erniedrigt erscheint u. s. w. — Steht jedoch auch dabei die Neigung fest und kündigt sich so ein besonderer innerer Beruf zum Arzte an: nun so Glück auf!

Zweites Buch.

Encyklopädie der Heilkunde.

§. 131.

Aufgabe der Encyklopädie der Heilkunde ist, aufzuzeigen: aus welchen einzelnen Bestandtheilen die Heilkunde in sich selbst, übrigens aber sowohl als Wissenschaft, denn als Kunst, bestehe; welches der eigenthümliche Inhalt und der eigenthümliche Charakter eines jeden dieser Bestandtheile (Doctrinen, Disciplinen, Lehrfächer, Partial-Wissenschaften rc.) sei und in welchen Beziehungen jeder zu den übrigen und zu ihrem gemeinschaftlichen Ganzen (der Heilkunde) stehe.

§. 132.

Eine allgemeinste Uebersicht über die Encyklopädie der Heilkunde geht aus folgenden Andeutungen hervor:

1) werden diejenigen Lehrfächer entwickelt und charakterisirt werden, aus denen die Heilkunde an und für sich und sich vorzugsweise auf das Menschenleben beziehend besteht, worunter man jedoch abermals unterscheiden kann
   a) einfache und
   b) aus Theilen mehrerer solcher einfacher zusammengesetzte;

2) Lehrfächer, durch vorzugsweise Beziehung der Heilkunde auf das Thierleben bedingt.
3) Lehrfächer, welche durch unmittelbare Beziehung der Heilkunde auf den Staat überhaupt und auf gewisse allgemeine Staatszwecke insbesondere entstehen;
4) Lehrfächer, die dadurch zu Stande kommen, daß das gesammte ärztliche Wesen selbst zum Gegenstande der Geschichte gemacht wird.

Erstes Kapitel.

Lehrfächer, aus denen die Heilkunde an und für sich besteht und sofern sie sich vorzugsweise auf den Menschen, als Gegenstand der Erkenntniß und Behandlung, bezieht.

---

1. Einfache Lehrfächer der Heilkunde.

§. 133.

Diese bilden selbst erst wieder mehrere Gruppen. Ein Theil derselben gilt nämlich der Erkenntniß des gesunden Menschenlebens — ein zweiter der Erkenntniß des kranken Menschenlebens — ein dritter der Erkenntniß, wie aus sinnlichen Erscheinungen (Symptomen) die verschiedenen eigenthümlichen gesunden und krankhaften Zustände auch ihrem inneren Wesen nach (§. 48.) sowohl einzeln für sich zu beurtheilen, als gegenseitig von einander zu unterscheiden seien — ein vierter sodann der Erkenntniß, wie und durch welche Mittel die menschliche Gesundheit zu erhalten und zu erhöhen sei — ein fünfter ferner der Erkenntniß, wie und durch welche Mittel krankhafte Zustände zu beseitigen oder wenigstens zu lindern seien — und endlich ein sechster betrifft unmittelbare Anleitung zu ärztlicher Wirksamkeit und Uebung in derselben.

a. Einfache Lehrfächer Behufs der Erkenntniß des gesunden Menschenlebens.

§. 134.

Hieher gehört ein großer Theil der Anatomie, ferner Physiologie, Psychologie und Anthropologie.

§. 135.

Unter Anatomie überhaupt ist nun aber zu verstehen die Lehre von den verschiedenen, jedoch vorzugsweise festen (weniger von den flüßigen, nicht von den flüchtigen) Theilen der physischen Organisation organischer Wesen blos nach ihren räumlichen und physikalischen Eigenschaften, also nach Größe, äußerer und innerer Gestalt, nach Lage, Farbe, Dichtigkeit und dergl. — möglichst abgesehen von der Bestimmung jener Theile zur Vollziehung gewisser Thätigkeiten der lebendigen Organisation.

Jenachdem nun diese Lehre vorzugsweise entweder auf den Menschen- oder Thierkörper oder auf Pflanzen bezogen wird, entsteht entweder Anthropotomie, oder Zootomie, oder Phytomie. Nur die erste kommt hier zunächst in Betracht, ja selbst von ihr nur ein Theil.

Die ganze Anthropotomie zerfällt nämlich selber wieder in die physiologische und in die pathologische, wovon jene den gesetzmäßigen, gesunden, normalen Körperbau kennen lehrt; diese aber den krankhaften. Hier kommt nun erst nur die physiologische Anthropotomie in Anschlag, die selbst wieder abgetheilt wird einerseits in besondere oder specielle, die man wohl auch topographische, auch Morphologie genannt hat, sofern sie sich nämlich mehr nur mit Beschreibung der einzelnen Theile oder Gebilde des menschlichen Körpers abgiebt, soweit sich solche mit geringerer Zergliederungskunst der sinnlichen Betrachtung darstellen lassen — und andrerseits in allgemeine, generelle, die man neuerlich Histologie nennt, sofern sie sich mehr mit Beschreibung der schwieriger darzustellenden Form- (nicht chemischen) Bestandtheile beschäftigt und wohl auch allgemeinere, abstraktere Betrachtungen über den Bau des menschlichen Körpers anstellt. Sofern dieß beides Sache der allgemeinen Anatomie seyn soll, so erscheint Histologie wohl nur als ein Theil derselben, da sie ihrem Namen nach sich nur des erstgenannten Theiles der Gesammtaufgabe annimmt.

Und abermals sind für einzelne Theile der besonderen Anthropotomie eigene, von den griechischen Namen des Gegenstandes eines jeden hergenommene, Benennungen üblich, wie Osteologie, Chondrologie, Syndesmologie, Myologie, Angiologie, Neurologie, Splanchnologie, Adenologie.

Endlich entsteht noch ein besonderer Zweig der gesammten Anatomie, der sich unter dem Namen der vergleichenden (comparativen) eng an die physiologische Anthropotomie anschließt, dadurch daß der Körperbau sowohl im Ganzen, als von Seite einzelner Gebilde und Apparate, von dem Menschen einerseits und von Thieren andrerseits verglichen wird. Ein Zweig der Anatomie, der von großer Bedeutung ist, theils insofern er sowohl die Gestaltveränderungen einzelner Theile des menschlichen Körpers während ihrer allmäligen normalen Ausbildung, als auch die Entstehungsweise mancher regelwidrigen Zustände des menschlichen Körperbaus näher kennen lehrt; theils sofern er oft hauptsächlich auf die Erkenntniß der eigenthümlichen Verrichtung einzelner Theile leitet.

Wie sehr übrigens dem Arzte Einweihung in die Anatomie des menschlichen Körpers selbst Noth thue, erhellt leicht von selbst, da er es ja so vielfach mit körperlichen Lebenszuständen des Menschen zu thun hat, die ja nothwendig theilweise auch mittels der räumlichen und physikalischen Eigenthümlichkeiten der Körpertheile ent- und bestehen; da ferner insbesondere der Chirurg und Geburtshelfer theils in Bezug auf den ganzen Körper, theils vorzugsweise auf gewisse Parthieen desselben, ohne genaue Kenntniß der Anatomie, durchaus nicht mit Zuversicht vortheilhaft wirken kann u. s. w.

§. 136.

Als unentbehrliches Hülfsmittel der Anatomie ist die Zergliederungskunst zu betrachten, d. h. die Fertigkeit, die einzelnen Körpertheile an Leichen auf die einfachste und schnellste, zugleich aber auch vollständigste und richtigste Weise von einander gesondert darzustellen; was theils und hauptsächlich mit mechanischen Hülfsmitteln, wie Messer, Sägen u. s. w., theils mit eigenen mechanischen Vorrichtungen zu Ausspritzungen 2c., theils aber auch mit chemischen Hülfsmitteln bewerkstelligt wird (Maceration in Wasser, Behandlung mit Säuren oder alkalinischen Auflösungen 2c.).

Diese Fertigkeit muß nicht blos der Anatom von Profession besitzen, sondern sie thut jedem Arzte, Behufs zu machender Leichenöffnungen, insbesondere aber dem Gerichtsarzte, Noth.

§. 137.

Unter **Physiologie** überhaupt wird verstanden die Lehre von der lebendigen Bedeutung der einzelnen körperlichen Theile und Gebilde organischer Wesen in Bezug auf ihr regelmäßiges (gesundes) Leben; auf welche Weise diese ihre Bedeutung in eigenartiger, übrigens theils mechanischer, theils chemischer, theils vitaler (§. 34.) Wirksamkeit (Verrichtung, Funktion) sich ausspricht; wie diese Gebilde im werdenden organischen Individuum zu Stande kommen; wie namentlich beim Menschen deren Wirksamkeit mehrfach modificirt vor sich geht, nach Verschiedenheit der Raçe, des Volks, des Geschlechts, der einzelnen Lebensalter, Leibesconstitutionen (§. 37. u. f.) und welche Beziehungen sie zu den Erscheinungen des psychischen Lebens haben.

Darnach giebt es nun aber wenigstens eine Physiologie der Pflanzen, eine der Thiere und eine des Menschen.

Durch ein ähnliches Verhältniß zwischen diesen verschiedenen Physiologieen oder Theilen der gesammten Physiologie, wie das ist zwischen Anatomie der Thiere und Anatomie des Menschen und aus welchem die vergleichende Anatomie hervorgeht (§. 135.), entsteht auch eine **vergleichende Physiologie**, durch welche jene verschiedenen Theile der gesammten Physiologie theils sich gegenseitig berichtigen, theils und hauptsächlich aber die Physiologie des Menschen gefördert wird.

Sodann besteht eine Eintheilung in **allgemeine** — davon wohl gar noch universelle unterschieden — und in **besondere** Physiologie. Ersteres Eintheilungsglied wird aber bald in engerer, bald in weiterer Beziehung gebraucht. In letzterer versteht man dann unter allgemeiner Physiologie: die allgemeinere Betrachtung dessen, was im normalen Zustande den organisch-lebendigen

Wesen von Seite ihres Physischen gemeinsam ist, also über Leben und Organisation überhaupt und normales Entstehen, Umgewandeltwerden und Vergehen lebendiger Wesen insbesondere; ferner allgemeine Uebersichten über das gegenseitige lebendige und normale Verhältniß zwischen den verschiedenen irdischen Wesengattungen und endlich wohl alles Irdischen zum All. In diesem Sinne fällt allgemeine Physiologie mit Naturphilosophie zusammen.

In engerer Bedeutung und insbesondere auf das physische Menschenleben bezogen, versteht man heutzutage öfters unter allgemeiner Physiologie (des Menschen) ein Gemisch von verschiedenartigen, großentheils durchaus gar nicht physiologischen Betrachtungen, wie z. B. über die Unterscheidungsmerkmale des Menschen von den Thieren, über die Unterschiede im Menschengeschlechte selber (Raçen ꝛc.); dann allgemein anatomische, insbesondere histologische, Betrachtung des Menschenkörpers; ferner Angabe der chemischen Bestandtheile desselben — und außerdem erst allgemeinere Betrachtungen über Leben, äußere und innere Bedingungen zu Lebensäußerungen, Entstehen und Vergehen organischer Wesen überhaupt und des Menschen insbesondere u. dergl.

Ein eigenes Lehrfach, welches Darstellungen der letztgenannten und weiter oben erwähnten Art, aber nicht das angegebene Nichtphysiologische, zu seinem Inhalte hat, ist allerdings wünschenswerth, und man mag es, wegen des Mißkredits, in welchem der Namen Naturphilosophie dermalen steht, allgemeine Physiologie nennen. Immer aber wird eine solche vorherrschend speculativ seyn, von der Idee des Lebens selbst ausund gegen die Mannigfaltigkeit der Wirklichkeit herabgehen müssen und übrigens, namentlich als allgemeine Physiologie des Menschen, als einen besonders wichtigen Theil ihrer Aufgabe anzusehen haben: die Entwickelung der lebendigen Bedeutung der einzelnen Raçen und Völker als organischer Einzelheiten des Menschheitorganismus, und namentlich auch der wesentlichsten Raum- und Zeitverhältnisse im Gesammtdaseyn der Menschheit, der einzelnen Raçen und Völkerschaften. — Sofern dem letzteren zu Folge die allgemeine Physiologie des Menschen theilweise als Philosophie der Geschichte der Menschheit erschiene, könnte sie manche irrige, die ärztliche Wissenschaft vielfach bedeutend hindernde und fehlleitende, Beurtheilung der Geschichte der Medizin verhüten *). Da übrigens dergleichen häufig unter keinerlei Titel gelehrt wird, so sucht wohl mit Recht die Propädeutik zum Studium der Heilkunde das Wesentlichste davon zu gewähren.

Ueber die Aufgabe der speciellen Physiologie des Menschen herrscht dagegen mehr Uebereinstimmung — obwohl sie bisweilen wenigstens theilweise mit Anatomie, besonders vergleichender, verwechselt und durch diese zu ersetzen gesucht wird. Davon jedoch abgesehen, wird sie mit Recht in vorherrschend empirische Darstellung dessen gesetzt, was durch Erfahrung und darauf gegründete Schlüsse über die lebendige Wirksamkeit der einzelnen Gebilde des menschlichen Körpers bis in's Speciellste, und namentlich nach den zu Anfang dieses §. angedeuteten Rucksichten, erkannt ist — doch zugleich mit jeweiliger Anknüpfung an die allgemeine, wodurch sich erst die Wissenschaft (empirisch und speculativ) von dem gesunden physischen Leben des Menschen vollendet.

Was sodann die Beziehungen der Physiologie theils zu gewissen anderen medizinischen Lehrfächern, theils zum ganzen ärztlichen Wesen betrift: so ist vor Allem

*) Vergl. Paeon S. 325 — 344.

zu bemerken, daß sie sich zwar von der einen Seite streng an die Anatomie halten muß; von der anderen Seite aber hat sie dasjenige, was die Anatomie als ein Todtes betrachtet, in lebendiger Wirksamkeit anzuschauen. Dazu bedarf die Physiologie eines lebendigen inneren Sinnes (§. 78.), indeß sich die Anatomie mehr nur auf die äußeren Sinne und auf das stützt, was diese unmittelbar unterstützen kann, wie Mikroscope u. dergl.

Ferner lehrt es die Geschichte der Heilkunde, was sich auch ohne diese erwarten und einsehen ließe, daß sich die ganze übrige Medizin im engeren Sinne des Wortes nach dem jedesmaligen Zustand und Geist der Physiologie richtet, sofern erstere eine wissenschaftliche und nicht blos Routine (§. 81.) ist.

Endlich erhellt leicht von selbst, wie nöthig dem Arzte das Studium der Physiologie sei, da, will und soll er Gesundheit der physischen Organisation erhalten und erhöhen, er jene erst kennen muß, die ihn aber eben die Physiologie kennen lehrt; und da, wo Krankheiten beurtheilt und geheilt werden sollen, ein Gleiches erforderlich ist, weil Krankheit ja nur verdorbene Gesundheit und nicht rein etwas anderes ist (§. 47.).

§. 138.

Die Psychologie sodann hat zur Aufgabe, kennen zu lehren: die verschiedenen Thätigkeitsweisen des psychischen Lebens in dem regelmäßigen, gesunden Hergange desselben; ferner die regelmäßigen gegenseitigen Verhältnisse jener einzelnen Thätigkeitsweisen sowohl unter einander selbst, als zu ihrem gemeinschaftlichen Ganzen, als auch zur leiblichen Organisation; sodann ihre allmälige Entwickelung im gesunden Fortgange des Lebens eines Individuums und endlich ihre normalen

Verschiedenheiten nach Raçe, Volksthümlichkeit, Geschlecht, Lebensalter u. dergl.

Was Eintheilungen der Psychologie selber betrifft; so wurde wenigstens früher gewöhnlich die gemacht in empirische einerseits und rationale andrerseits, was wesentlich gleichbedeutend ist mit specieller und allgemeiner. — Sodann kann man zwar wenigstens in eine Psychologie des Menschen und in Psychologie der Thiere unterscheiden; allein zu letzterer ist kaum einiger Grund gelegt. — Deßhalb ist denn auch natürlich eine vergleichende Psychologie erst nur noch Desiderat.

Uebrigens stützt sich die Psychologie theilweise nothwendig auf Anatomie und Physiologie schon nur insofern, als es zu beurtheilen gilt, wie und inwieweit ist die physische Organisation bei Erscheinungen des psychischen Lebens mitbetheiligt. Daher kann denn auch die Psychologie vorzugsweise nur von solchen gefördert werden, welche zugleich Anatomie und Physiologie verstehen. Ja, auch noch andere medizinische Kenntnisse kommen dabei vielfach in Betracht, so daß viel für die Psychologie von den Aerzten zu erwarten ist.

Daß denen aber das Studium der Psychologie nöthig ist, erhellt allein genugsam schon aus der Betrachtung: daß ja nicht blos psychische Krankheiten den Aerzten zur Heilung anheimfallen, sondern auch zur vollständigeren Erkenntniß und Behandlung physisch-krankhafter Zustände vielfach auf das Psychische Rücksicht zu nehmen ist, weil es bald als Schädlichkeit erscheint, bald als Heilmittel benutzt werden kann und soll (§. 16.).

§. 139.

Der Benennung Anthropologie legt man einen mehrfach verschiedenen Begriff unter.

1) Verstand man früher darunter häufig die Lehre von den Eigenthümlichkeiten, die den Menschen gegen das Thier charakterisiren. — Allein das leisten schon theilweise vergleichende Anatomie, vergleichende Physiologie und vergleichende Psychologie.

2) Läßt man Anthropologie haufig den Inbegriff von Physiologie und Psychologie seyn, in welchem Falle sie zu ihren zwei Hauptheilen hat: physische Anthrop. oder Somatologie (= Physiologie) und psychische Anthrop. (= Psychologie).

3) Außerdem hat Kant unterschieden in physiologische und in pragmatische Anthropologie; unter ersterer verstehend die Lehre vom Menschen soweit er Produkt der Natur ist oder in Bezug auf das, was die Natur aus ihm macht — unter letzterer aber verstehend die Lehre vom Menschen, soweit er Produkt der Freiheit ist oder in Bezug auf das, was er selbst aus sich macht.

4) Andere haben den Begriff der Anthropologie noch mehrfach anders gefaßt, so jedoch am häufigsten, daß sie, ohne sichere Grenzen, eben so ungefähr diejenige Belehrung über den Menschen, mehr noch von Seite seines Psychischen als seines Physischen, enthalte, die zu erhalten jedem etwas gebildeteren Menschen wunschenswerth seyn durfte.

Der zweckmäßigste Begriff der Anthropologie, durch den sie als selbstständige Wissenschaft charakterisirt werden könnte, möchte aber seyn: Lehre von dem Wesen des Menschen überhaupt, so wie von den wesentlichen Bedingungen und Beziehungen des Menschenlebens in seiner Ein- und Ganzheit von Physischem und Psychischem. — Diese Wissenschaft hatte das Gute, daß sie das gesunde Mensenleben mehr in seiner Totalität darstellte, indeß es von der Physiologie einerseits und von der Psychologie andrerseits mehr nur theilweise isolirt dargestellt wird.

b. Einfache Lehrfächer Behufs der Erkenntniß des kranken Menschenlebens.

§. 140.

Hieher gehören Pathologie und die eigens benannten Theile derselben, wie Pathogenie, Aetiologie, Nosologie und Symptomatologie; ferner Toxikologie und endlich pathologische Anatomie.

§. 141.

Die Pathologie hat über innere und äußere Bedingungen zur Entstehung von Krankheiten, über deren manchfaltigere äußere Erscheinungen (Symptome, und deren Vereinigung zur Form der Krankheit) und einfacheres inneres Wesen (§. 48.) sowie über den Verlauf derselben zu belehren.

Die gesammte Pathologie theilt man heutzutage gewöhnlich ein in die allgemeine und in die besondere. Jene ist der Inbegriff von wissenschaftlichen, und zwar vorherrschend speculativen, allgemeineren Ansichten über die Grundverhältnisse des kranken Lebens zum gesunden; über Entstehung von Krankheit überhaupt, einer Mannigfaltigkeit von wesentlich verschiedenen Modificationen des Krankseyns insbesondere und über deren gegenseitige Beziehungen; ferner über Form und Wesen, nebst deren gegenseitigem Verhältnisse, und endlich über die Gesetze des Verlaufes, und zwar beides letztere nicht blos in Beziehung auf Krankheit überhaupt und an sich, sondern auch auf die einfachsten, mehr nur durch Speculation darstellbaren, als einzeln für sich in der Wirklichkeit vorkommenden einfachsten Krankheitszustände, die man aber mit Recht „Krankheitselemente“ nennt, weil sie, so zu sagen, als Mischungsbestandtheile allen concreten Krankheiten zu Grunde liegen und in Gedanken daraus analysirt werden können.

Fügt es sich dabei nothwendig, daß die allgemeine Pathologie zeigt, wie sich das Reich der Krankheiten natürlich in bestimmte Classen, Ordnungen und Gattungen entfaltet und ausbreitet: so hat dagegen die besondere Pathologie, für welche man häufig die Benennung „Nosologie“ gebraucht, die Krankheitsarten und Varietäten derselben nach Entstehung, Form und Wesen und dem Verlaufe nach kennen zu lehren; wobei sie vorzugsweise nur beschreibt, was Erfahrungsgemäß ist. Die spezielle Pathologie oder Nosologie ist sonach eine vorherrschend empirische Doctrin, wie gegentheils die allgemeine vorherrschend speculativ seyn soll *). Beide in gegenseitiger inniger Beziehung auf

*) Die allgemeine Pathologie darf durchaus nicht — was gleichwohl fast in der Regel zu geschehen scheint — blos für einen Inbegriff von Raisonnements über Krankheiten und von aus der speziellen Betrachtung der concreten Krankheiten abstrahirten allgemeineren Sätzen ausgegeben werden. Raisonniren und abstrahiren, und nicht blos erzählen und referiren, muß die spezielle Pathologie nebenbei. Die allgemeine muß vorherrschend von der Idee des Lebens überhaupt ausgehend und diese entwickelnd und spaltend, besonders von der Schattenseite derselben oder von Seite des kranken Lebens, herabgehen und den Gegenständen der speziellen, deren Empirisches jene im Auge haben muß, entgegenkommen, als theilweiser in besonderartiger Verwirklichung dessen, was ganz und allartig in der Idee angeschaut wurde. Eben in dem erwähnten Raisonniren und Abstrahiren geht ihrer Seits die spezielle Pathologie der allgemeinen entgegen. So wird durch allgemeine Pathologie einerseits und durch besondere andrerseits erst die rechte ganze Wissenschaft vom kranken Leben zu Stande gebracht. — Das ist überall erkannt oder ge-

einander stellen aber erst die ganze, möglichst vollendete Wissenschaft vom kranken Leben des Menschen her.

Uebrigens wird die spezielle Pathologie selbst noch mehrfach abgetheilt. Nämlich zunächst in die des physischen und in die des psychischen Lebens. — Erstere Abtheilung läßt man gewöhnlich in sich selber wieder zerfallen in die medizinische und in die chirurgische. Diese letztere im Grunde willkührliche Eintheilung beruht auf der Gewohnheit, daß die Lehrer der Chirurgie den Theil der speziellen Pathologie, der sich vorzugsweise auf Krankheitszustände bezieht, die ihren Sitz mehr in äußeren Theilen des Körpers haben und mehr äußerlich zu behandeln sind, wie z. B. äusserliche Geschwüre rc., zum Vortrage überlassen erhalten. — Die medizinische spezielle Pathologie wird endlich abermals, doch eben nicht ganz glücklich, Behufs des Lehrvortrags abgetheilt in die der akuten und in die der chronischen Krankheiten. — Ja, selbst außerdem werden noch speziellere Zweige der besonderen Pathologie abgesondert gelehrt, wie der Kinderkrankheiten, der Weiber-, der syphilitischen, der Augenkrankheiten u. s. w.

Die allgemeine Pathologie muß sich aber dem Hauptsächlichsten nach auf die Gegenstände aller dieser Zweige gleichmäßig beziehen.

Die Benennung Pathogenie wird öfters gebraucht für denjenigen Theil der gesammten Pathologie, der sich insbesondere mit der Entstehung von Krankheiten beschäftigt. Aetiologie bezeichnet gewisser

---

ahnet, wo dem Vortrage der speziellen Pathologie der der allgemeinen voran zu schicken verordnet ist. Nach dem oben gerügten Begriffe von allgemeiner Pathologie wäre es aber Unsinn, sie der besonderen vorangehen zu lassen. Diese müßte der Zuhörer inne haben, wenn ihm ein Raisonnement darüber rc. sollte nützen können.

Massen noch spezieller den Theil derselben, welcher nur die äußeren Bedingungen (schädlichen Einflüsse, Schädlichkeiten rc.) zur Erzeugung von Krankheiten, und wie sie solche erzeugen helfen, betrachtet. *Symptomatologie* denjenigen, der sich vorzugsweise auf Erkenntniß der äußeren Erscheinungen der Krankheiten und auf die hauptsächlichsten Verhältnisse derselben sowohl untereinander, als zum sog. Wesen (§. 48.) der Krankheiten bezieht.

Wie eng übrigens die Beziehung der Pathologie auf Physiologie und Psychologie seyn müsse, erhellt leicht, wenn man bedenkt, daß durchaus erst das gesunde Leben erkannt seyn muß, um beurtheilen zu können ob und welche Abweichungen (Krankheiten) von demselben vorhanden seyen. Wie aber umgekehrt andere medizinische Doktrinen sich auf die Pathologie stützen, wird sich später zeigen.

§. 142.

Die *Toxikologie* gehört hieher, sofern man unter dieser Benennung zu verstehen hat die Lehre von der Natur und Wirkung der Gifte, d. h. solcher Substanzen in fester, flüßiger oder gasartiger Form und aus allen Reichen der Natur, die zu den absoluten Schädlichkeiten gehörig, überhaupt über den menschlichen Organismus weit größere Gewalt zu haben scheinen, als er über sie, und so denn auch in kleineren Quantitäten auf jenen einwirkend, bedeutende kranhafte Zustände in ihm erzeugen.

Außerdem wird aber in der Toxikologie gewöhnlich auch noch Belehrung gewährt, über die Mittel und deren Gebrauchsart, durch welche den Wirkungen der Gifte theils vorgebeugt, theils gesteuert werden kann (Gegengifte), sowie über die Mittel und Wege, die Art des Giftes bei vorkommenden Vergiftungsfällen an lebenden und todten Organismen auszumitteln.

Dadurch bekommt sie aber bestimmtere Beziehungen auch zu den einfachen Lehrfächern, welche gelten der Erkenntniß, sowohl wie zur Erhaltung und Erhöhung der Gesundheit, als auch wie zur Beseitigung von bereits vorhandenen abnormen Zuständen zu verfahren sei. Ja selbst an diejenigen medizinischen Lehrfächer, welche durch eigenartige Beziehungen der Heilkunde an sich auf gewisse Staatszwecke entstehen, schließt sie sich dadurch eng an, daß sie theils allgemeinere polizeiliche Staatsmaasregeln Behufs der Schutzung des menschlichen und thierischen Leben's vor Vergiftung begründen und ausführen hilft, theils der Justizpflege zur Hand geht, wo es sich um Bestrafung von etwaiger boswilliger Vergiftung handelt. — Uebrigens stützt sie sich selbst theilweise auf Pathologie, Physiologie, Anatomie, und weiterhin auf Mineralogie, Botanik, Zoologie und Chemie; theils um die Wirkungen der Gifte und Gegengifte auf den Organismus beurtheilen zu können, theils Gifte und Gegengifte auch nur an sich vollständiger kennen zu lernen.

§. 143.

Schlüßlich ist als noch hieher gehörig zu erwähnen die pathologische Anatomie, deren Begriff bereits §. 135. festgestellt wurde, indem diese einen Theil der Wirkungen von Krankheiten in der physischen Organisation des Menschen kennen lehrt, die auch nach erfolgtem Tode noch bemerklich sind, während des Lebens aber selbst auch wieder Ursachen von krankhaftem Zustande werden.

c. Einfache medizinische Lehrfächer Behufs der Erkenntniß, wie eigenartige gesunde und krankhafte Zustände aus den sinnlichen Erscheinungen derselben auch ihrem Wesen nach einzeln für sich beurtheilt und gegenseitig von einander unterschieden werden können.

§. 144.

Diese Abtheilung bildet die Semiotik oder Semiologie oder Zeichenlehre mit ihren verschiedenen Theilen und mit der Hülfsdoctrin der sog. pathologischen Chemie.

§. 145.

Semiotik denn nun überhaupt ist die Lehre von der Bedeutung der sinnlich wahrnehmbaren Erscheinungen der mancherlei gesunden und krankhaften, physischen und psychischen Zustände des Menschenlebens; ferner von der Art und Weise, wie in manchen Fällen durch künstliche Hülfsmittel jene Erscheinungen der sinnlichen Erkenntniß näher gebracht werden können und müssen; sodann wie aus denselben die verschiedenen Lebenszustände für sich auch ihrem Wesen nach erschlossen und mehr oder weniger ähnliche doch noch von einander unterschieden werden können.

§. 146.

Zu den erwähnten Hülfsmitteln, manche Erscheinung von besonderen Lebenszuständen den Sinnen erst erkennbar zu machen, gehören z. B. Peitschen des Auswurfs, um zu erkennen, ob er eiterig oder schleimig sei; oder das sog. Stethoscop, eine Art (Tast- und) Hörrohr, durch dessen Anwendung manches deutlicher wahrgenommen werden kann, was zur genaueren Erkenntniß von Lungen- Herz- und anderen Krankheiten beitragen kann, u. dergl.

Dazu gehört denn eben auch die pathologische Chemie, d. h. der Inbegriff von Verfahrungsweisen und von Ergebnissen chemischer Untersuchungen der organischen Materie, besonders der Säfte und vorzüglich der Se- und Excretionsprodukte, in manchen, besonders chemischen, Krankheiten (§. 45.), Behufs genauerer Erkenntniß der Natur derselben.

§. 147.

Mit Recht wird die Semiotik selbst eingetheilt in die physiologische und in die pathologische, jenachdem sie sich auf gesunde oder auf krankhafte Zustände bezieht. Häufig versteht man jedoch unter Semiotik schlechthin nur die pathologische.

Uebrigens dà sowohl die gesunden als die krankhaften Zustände theils physische (somatische), theils psychische sind, so ist sowohl die physiologische als die pathologische Semiotik selbst wieder abzutheilen in somatische und in psychische.

Außerdem sind auch noch als Theile der Semiotik überhaupt zu betrachten: Diagnostik, sofern sich ihr Geschäft mehr nur auf das Gegenwärtige beschrankt und hauptsächlich auf bestimmte Unterscheidung gegenwärtiger Zustände von anderen, mehr oder weniger ähnlichen ausgeht — Anamnestik kann sie genannt werden, sofern sie ausgegenwärtigen Erscheinungen auf früher vorhanden gewesenen Zustand schließen lehrt — und Prognostik, sofern sie aus gegenwärtig Wahrnehmbarem auf zukünftige Zustände schließt.

§. 148.

Von welcher Wichtigkeit die Semiotik in diesen verschiedenen Beziehungen für ärztliches Wissen und Wirken sei, erhellt leicht von selbst; wenige Beispiele können es erläutern. Nicht minder leicht ist einzusehen, wie sehr sie sich einerseits stützen muß auf Pathologie, Physiologie und Psychologie, und wie sich andrerseits auf sie gründe das Geschäft der Gesundheiterhaltung, der Krankheitenbehandlung und des Gerichtsarztes in seinem Verhaltniße zur Gerechtigkeitspflege.

d. Einfachere medizinische Lehrfächer Behufs der Erhaltung und Förderung der menschlichen Gesundheit.

§. 149.

Diese Provinz bildet die Diätetik oder Hygieine oder Gesundheitspflege mit ihren besonderen, öfters eigens benannten Theilen.

Unter dieser ist nun aber ein wissenschaftlicher Inbegriff von Lehren und darauf gegründeten Regeln zu verstehen, wie sich der Mensch theils überhaupt, und zwar sowohl nach seinem Physischen als nach seinem Psychischen, gegen zum Fortbestande seines Lebens mehr oder minder wesentlich erforderliche äußere Hülfsmittel und gegen mehr oder minder wohlthätige oder nachtheilige äußere Einflüsse jeder Art zu verhalten habe; theils in welches Verhältniß die einzelnen Theile und Beziehungen des physischen und psychischen Menschenlebens zu einander selbst zu setzen seien — um die Gesundheit der ganzen Person zu erhalten und zu vermehren.

Die erforderliche Kunde von der Beschaffenheit und Wirkungsart jener Hülfsmittel und Einflüsse, wie der Speisen und Getränke, sowohl nach den rohen, einfachen Ingredienzien, als nach der Mischungs- und Bereitungsart eines großen Theils derselben, sowie nach Verderbnissen, Verfälschungen rc., ferner von den hauptsächlichsten verschiedenen Beschaffenheiten der atmosphärischen Luft, der Wärme und des Lichts u. s. w. wird zwar öfters für sich begriffen unter dem Namen: Materia diaetetica (nach Analogie der Benennung: Materia medica, was soviel heißen soll als Heil- oder vielmehr nur Arznei-Mittellehre), aber in der Regel nicht für sich abgesondert vorgetragen, sondern Schritt um Schritt beim Vortrage der Hygieine mit gelehrt.

Diese letztere — die man übrigens in jedem Falle abtheilen kann in somatische und in psychische — erhält übrigens häufig nach ihren einzelnen Beziehungen besondere Namen. So nennt man sie wohl Eubiotik, sofern sie einen möglichst angenehmen, weil ru:igen Lebenszustand zu erwirken lehrt; eine Benennung, die unter den aus dem Griechischen hergenommenen zur Bezeichnung der Gesundheitspflege überhaupt passender scheint, als Diätetik, die leicht Veranlassung giebt, den Begriff dieser Doctrin zu eng aufzufassen, und als Hygieine, die weder für sich wohllautet, noch der Endigung nach Verwandschaft hat unter den für andere medizinische Disziplinen üblichen nichtdeutschen Namen. — Sofern die Gesundheitspflege ferner Verhütung zu besorgender Krankheiten bezweckt, wird sie wohl insbesondere Prophylaktik genannt. Deßgleichen Makrobiotik, sofern sie Verlängerung des Lebens bezweckt; und endlich Kosmetik, sofern sie vorzugsweise auf äußere Verschönerung des Körpers ausgeht.

Von selbst erhellt demnach, wie sich die Gesundheitspflege nicht blos auf Semiotik, Pathologie, Toxikologie, Physiologie, Psychologie und Anatomie, sondern auch auf mehrere Zweige der Naturwissenschaften stütze, sofern das, was Gegenstand der sog. Materia diaetetica ist, erst durch eine gewisse Vertrautheit mit letzteren vollständig erkannt werden kann.

e. Einfache medizinische Lehrfächer Behufs der Erkenntniß, wie und durch welche Mittel krankhafte Zustände beseitigt oder wenigstens gemindert werden können.

§. 150.

Zu diesem Behufe vergesellschaften sich Jamatologie überhaupt und Pharmakologie insbesondere, pharmaceutische Waarenkunde, Pharmacie, Receptirkunst und Pharmakopöenkunde und endlich Therapie.

§. 151.

Vor allem handelt es sich hierbei um die Kenntniß der Mittel, welche Behufs der Beseitigung oder wenigstens Linderung von krankhaften Zuständen zu Gebote stehen. Darauf bezieht sich denn nun die Pharmakologie oder materia medica oder Arzneimittellehre. Dafür wird zwar häufig auch die Benennung Heilmittellehre gebraucht, aber der Inhalt dieser Doctrin, wie sie gewöhnlich genommen wird, ist kleiner, als letzterer Namen oder wohl auch Jamatologie andeutet. Gewöhnlich nämlich handelt dieses mehrfach benamte Lehrfach nur von der Wirkungs- und Anwendungsart der chemischen oder pharmaceutischen Heilmittel oder der eigentlichen Arzneien, wobei sie möglichst rein empirisch mittheilt, was als Erfahrungsgemäs gilt.

Die organischen oder dynamischen und psychischen Heilmittel sind von den Aerzten überhaupt noch weniger beachtet und gebraucht. Eines Theils der ersteren wird häufig höchstens Anhangsweise bei Gelegenheit des Vortrags der Arzneimittellehre gedacht, wie der Elektrizität, des Galvanismus 2c. Die Lehre von den mechanischen Heilmitteln macht einen Theil der Chirurgie aus (S. unten §. 159.).

Eine allgemeine Heilmittellehre, die zu allen Zweigen der speziellen in demselben Verhältnisse stünde, wie allgemeine Pathologie und Physiologie zu ihren speziellen Theilen, ist noch Desiderat. Theilweise sucht die allgemeine Therapie diesen allgemeinen Theil der Heilmittellehre zu ersetzen.

§. 152.

Sowie übrigens dem Vortrage der Pharmakologie unmittelbar vorauszuschicken ist Belehrung über eigenthümliches (Apotheker=) Maas und Gewicht für die Arzneimittel; so ist auch die sog. pharmaceutische Waarenkunde insofern nur als eine Seite der Pharmakologie zu betrachten, als eben zugleich bei dem Vortrage der letzteren auch nicht nur die ganz natürlichen, rohen, sondern auch die bereits künstlich veränderten Stoffe, die als Arzneimittel gebräuchlich sind, ihren sinnlichen Eigenschaften nach kennen gelehrt werden, was nur durch unmittelbare sinnliche Anschauung und Untersuchung hinreichend geschehen kann.

§. 153.

Die Kenntniß der pharmaceutischen Heilmittel vollenden hilft aber erst die Pharmacie oder Apothekerkunst. Diese hat nämlich zur Aufgabe kennen zu lehren: a) die beste Art, die ganz natürlichen, rohen Arzneisubstanzen entweder der heimischen Natur selbst abzugewinnen oder aus der Fremde zu beziehen, sie zu reinigen, aufzubewahren u. dergl.; b) die zweckmäßigsten Arten und Weisen, wie einfache oder zusammengesetzte Arzneistoffe künstlich durch chemische Operationen zu bereiten sind, z. B. Extracte, Eßenzen, die verschiedenen mineralischen Präparate rc. — und c) auf welche Weise und durch welche Mittel verschiedene Arzneistoffe am zweckmäßigsten in gewisse übliche Formen gebracht werden, wie Pulver, Pillen, Pasten rc.

§. 154.

Nächstdem lehrt die Receptirkunst oder das Formulare medicum den zu bildenden Arzt Recepte d. h. schriftliche Anweisungen zu verfassen, nach welchen der Apotheker einzelne einfache Arzneimittel oder Verbindungen mehrerer, schon vorräthige oder erst zu machende, in gewisser Form und Menge soll verabfolgen lassen, und nach welchen dieselben auf den Kranken angewendet werden sollen in Bezug auf Menge, Zeit, Ort und Art.

Füglich wird diese Belehrung nicht blos mit Uebungen im Recepteschreiben verbunden; sondern auch mit dem Unterricht über Pharmacopöeen oder Dispensatorien überhaupt und die landesübliche und gesetzliche insbesondere. Man hat aber unter Pharmakopöe oder Dispensatorium zu verstehen: von den Staatsbehörden veranlaßte und von Sachverständigen verfertigte Verzeichnisse und Beschreibungen der in den Landesapotheken vorhanden seyn sollenden sowohl einfachen, rohen Arzneistoffe, als auch gewisser weiter zubereiteter und zusammengesetzter Arzneimittel, nebst Angabe ihrer Benennung, ihrer sinnlichen und chemischen Merkmale, und der Bereitungsart derselben, die für die zweckmäßigste gehalten und anzuwenden befohlen wird.

§. 155.

Nun erst kann die Rede seyn von der Lehre, krankhafte Zustände zu beseitigen oder wenigstens zu mindern, oder von der Therapeutik, Jatrie, Heilungslehre. Denn diese ist der Inbegriff von Ansichten und Erfahrungen über die Beseitigung oder Schwächung Krankheiterzeugender und unterhaltender äußerer Einflüße, über die inneren Bedingungen zur Umänderung krankhafter Zustände in Gesundheit (Heilkraft der Natur), sowie der Lehren und Regeln, nach welchen sowohl diese inneren als die äußeren Bedingungen zur Heilung, welche die Heilmittellehre soll kennen lehren, zu benützen sind, um auf die schnellste, angenehmste und sicherste Weise das erwähnte Ziel, also Heilung oder wenigstens Minderung der Krankheiten, zu erreichen.

Auch die gesammte Therapie wird heutzutage abgetheilt in generelle und specielle, welche letztere man bisweilen auch insbesondere Therapeutik, wohl auch Jatrotechnik, nennt.

Die generelle oder allgemeine Therapie soll einen vorherrschend speculativen Charakter haben und übrigens zu ihrem Inhalte theils die allgemeineren Ansichten von der Möglichkeit und Nothwendigkeit der Heilung durch ärztliche Wirksamkeit überhaupt; ferner von dem Verhältnisse der Wirksamkeit der inneren Bedingungen zur Heilung (also insbesondere der sog. Heilkraft der Natur) zu der der äußeren Bedingungen (also der allein sogenannten Heilmittel); sodann von den an sich möglichen Formen und Weisen des Heilverfahrens überhaupt; theils Anweisung zur Anwendung dieser letzteren auf die Krankheitselemente.

Die spezielle Therapie dagegen, überhaupt von vorzugsweise empirischem Charakter, macht mit dem bekannt, was sich durch Erfahrung gegen die einzelnen wirklichen Krankheitsarten und hauptsächlichsten Varietäten als heilsam bewährt hat.

Beide Haupttheile der Therapie stehen übrigens zu einander in demselben Verhältnisse, wie allgemeine und besondere Pathologie (vergl. §. 141.). Die allgemeine

Therapie beurkundet übrigens ihren bedeutenden Werth insbesondere auch dadurch, daß sie den Arzt in den Stand setzt, auch bei vorkommenden Krankheitsfällen, über deren Behandlung noch keine Erfahrungen bekannt sind, das Anzuordnende zu erfinden. Des Umstands zu geschweigen, daß ein ernsteres Studium der allgemeinen Therapie in den Stand setzt, genauere Rechenschaft über Heilveranstaltungen zu geben, wo ohnedieß nur blinde Routine obwaltet.

Die spezielle Therapie für sich hat ferner alle weiteren Eintheilungen mit der speziellen Pathologie vollkommen gemein (vergl. §. 141.).

§. 156.

Alle bisher erwähnten medizinischen Disciplinen finden übrigens, wie einerseits in der Diätetik, so andrerseits in der Therapie ihren Ziel- und Sammelpunkt, von dem aus sie erst eine praktische Bedeutung und unmittelbarere Wirksamkeit für's wirkliche Leben erhalten.

Jede der bisher betrachteten Disciplinen im vollsten und weitesten Sinne genommen, so ist durch alle zusammen das ganze Gebiet der Heilkunde an sich erschöpft und es braucht sich ihnen nur noch anzuschließen

§. 157.

f) unmittelbare Anleitung, das bisher, namentlich in Bezug auf Erkenntniß und Beurtheilung krankhafter Lebenszustände und in Bezug auf deren Heilung, Gelernte und Gedachte bei Kranken wirklich in Anwendung zu bringen. Dieß thut nun aber die Klinik. Indem diese in einzelnen Fällen der Wirklichkeit ausmitteln lehrt die besonderen Ursachen des krankhaften Zustandes, denselben als einen ganz eigenthümlichen von ähnlichen zu unterscheiden, sich klar zu machen, was hier durch ärztliche Kunst eigentlich erwirkt werden muß, um den normalen Zustand wieder zu erzeugen, mit was und wie dieser Zweck zu erreichen sei, und indem sie endlich die Heilbehandlung selbst beaufsichtigt und leitet: — so thut sie durch die That dar, wie ärztliche Wissenschaft das ärztliche Handeln Schritt für Schritt begleiten, begründen und sichern müsse.

§. 158.

Allein mehrere der bisher genannten Disciplinen, wie sie gegenwärtig noch gewöhnlich traktirt werden, nehmen sich nur eines Theiles von dem an, was überhaupt ihr Gegenstand seyn könnte und sollte. Und aus den dadurch übrig gelassenen Theilen werden

2. einige zusammengesetzte Lehrfächer der Heil- Heilkunde an sich

gebildet; und zwar Chirurgie und Geburtshülfe.

§. 159.

Die Chirurgie ist ein Aggregat von gewissen Theilen der Pathologie, Heilmittellehre und Therapie. Von Pathologie und Therapie umfaßt sie nämlich besonders diejenigen Theile, die sich auf solche körperlich-krankhafte Zustände beziehen, welche vorzugsweise in mechanischen Mißverhältnissen (§. 45.) begründet sind, wie regelwidrige Vereinigung dessen, was getrennt seyn sollte; regelwidrige Trennung dessen, was vereinigt seyn sollte; falsche Lage einzelner Theile; gänzlicher oder theilweiser Mangel oder Ueberfluß derselben 2c.; außerdem aber auch auf solche, die chemisch oder organisch begründet sind, wie Aftergewächse, Geschwülste, Geschwüre 2c. — besonders sofern alles die es an der

Oberfläche des Körpers oder nah unter derselben, oder wenigstens von dieser aus leichter zugänglich, vorkommt und mehr **unmittelbar** mit mechanischen oder chemischen Heilmitteln zu behandeln ist.

Von der Heilmittellehre umfaßt aber die Chirurgie hauptsächlich denjenigen **Theil**, welcher die mechanischen Heilmittel (§. 55.) betrifft, deren Anwendung zugleich mehr oder weniger mechanische Geschicklichkeit und Fertigkeit erfordert, wie der Gebrauch schneidender, bohrender rc. Instrumente; das Anlegen von Verbänden, Schienen rc. Außerdem betrifft sie jedoch auch chemische Heilmittel, sofern dieselben vorzugsweise unmittelbar auf den kranken Theil (nicht durch die Magenverdauung) angewendet werden, in Form von Pflaster, Salben, Einreibungen, Umschlägen, Klystiren rc. Letzteren Theil hat man wohl auch besonders behandelt unter dem Titel einer materia chirurgica, nach Analogie der materia medica und mat. diaetetica.

Behufs des Lehrvortrags wird übrigens das Ganze der Chirurgie, wie es gegenwärtig besteht, gewöhnlich abgetheilt:

a) in chirurgische Pathologie und Therapie; wovon erstere handelt von Entstehung, Wesen, Form und Verlauf — letztere aber von Behandlung des mehr chemisch und organisch bedingten Theils der oben bezeichneten krankhaften Zustände, sofern letzteres mehr durch äußerlich anwendbare chemische Heilmittel erzweckt wird.

Dieser Theil hat besonders unsichere und willkührliche Grenzen gegen das übrige Gebiet der (medizinischen) Pathologie und Therapie (§. 141.).

b) In Operationslehre oder Akiurgie, welche insbesondere zum Gegenstande hat das Heilverfahren durch scharfe Instrumente, durch welche der Zusammenhang der Korpertheile unmittelbar, auf eine in der Regel blutige Weise, getrennt wird; und

c) in die Verband- und Maschinenlehre, deren Aufgabe ist Bekanntmachung mit der Anwendung der eigenen physischen Kraft des Arztes (im weiteren Sinne des Worts), der Verbandstücke und mechanischen Apparate, durch welche räumliche Abnormitäten der Körpertheile zu behandeln sind, ohne blutiges Eingreifen in dieselben.

Die Augenheilkunde oder Ophthalmiatrik wird zwar neuerlich, besonders in Deutschland, häufig besonders gelehrt und geübt; dem wesentlichsten nach ist sie aber nur als ein besonderer Theil der Chirurgie zu betrachten, ähnlich der früher so häufig für sich geubten Lithotomie.

§. 160.

Die Geburtshülfe oder Entbindungskunst in der Gestalt, wie sie gewöhnlich gelehrt wird, ist ein noch vielfacheres Aggregat aus bereits kennen gelernten einfachen medizinischen Doctrinen, als die Chirurgie. Sie umfaßt nämlich:

a) Physiologische nnd pathologische Anatomie der Gebärtheile, besonders des knöchernen weiblichen Beckens;

b) Physiologie der Empfängniß, Schwangerschaft und Geburt nach deren regelmäßigem Hergange, und zwar in Bezug auf Mutter und Frucht;

c) Pathologie des regelwidrigen Hergangs der Empfängniß, Schwangerschaft und Geburt;

d) Diätetik für Schwangere, Gebärende, Neuentbundene und Neugeborne;

e) medizinische Therapie besonderer krankhafter Zufälle während der Schwangerschaft und Geburt, bei Neuentbundenen und Neugebornen;

f) operative Chirurgie Behufs der Unterstützung der Geburt oder sonstigen Einwirkens, um die Trennung zwischen Mutter und Frucht zu bewirken, durch stumpfe und scharfe Instrumente und durch eigenthümliche Mechanismen.

Darnach erhellt, daß die Geburtshülfe noch weniger etwas Eigenthümliches habe, als die Chirurgie, außer eben der besonderen Sphäre, die der Gegenstand ihres Forschens, Wissens und mehrartigen Wirkens ist.

§. 161.

Was das Verhältniß der Chirurgie und Geburtshülfe zur übrigen Medizin und des Chirurgen und Geburtshelfers zum Arzte, im engeren Sinne des Worts, betrifft: so drängt sich hauptsächlich Folgendes auf.

Chirurgie und Geburtshülfe sind zwar in sich selbst sicherer, sofern sie sich vorzugsweise auf Augenschein und Handgreiflichkeit stützen: durch sie erscheint aber auch zugleich das Ganze der Heilkunde mehr nur als Handwerk und als Kunst im unedleren und uneigentlicheren Sinne des Worts; indeß die Medizin nach dem engeren Begriffe tiefer, Geist- und Seelenvoller, mehr als eigentliche Wissenschaft und als Kunst im edleren und eigentlicheren Verstande sich bewährt.

Einer, — der caeteris paribus — nur Arzt im engeren Sinne des Worts ist, darf daher auch den Vorzug vor einem, der nur Chirurg oder Geburtshelfer ist, unbedingt in Anspruch nehmen. Uebrigens muß jeder Arzt die Chirurgie und Geburtshülfe wenigstens theoretisch vollständig erlernen, ja auch wenigstens während seiner ersten Ausbildung üben, um wenigstens sicher beurtheilen zu können: wann die beste Zeit und welches die dem concreten Falle geeignetste Weise sei zu chirurgischem oder geburtshülflichem operativen Eingreifen. In Bezug auf diese Punkte muß sich derjenige, der praktischer Chirurg oder Geburtshelfer ist, ohne eben so vollständig gebildeter und geübter Arzt zu seyn, von letzterem leiten und gebrauchen lassen. Wer freilich endlich die Heilkunde nach diesen mehreren Beziehungen in einer gewissen Vollkommenheit ausübt, dem ist — unter sonst gleichen Umständen — allerdings der erste Rang unter dem übrigen praktisch-ärztlichen Personale einzuräumen.

Zweites Kapitel.

Lehrfächer, welche durch vorzugsweise Beziehung der Heilkunde auf das Thierleben bedingt sind.

§. 162.

Die Thierheilkunde oder Thierarzneikunde oder Veterinärmedizin ist nicht eine einzelne Doctrin der Medizin, sondern sie ist selbst die ganze Medizin nach all' ihren Theilen, von der Anatomie bis zur Klinik, sammt Chirurgie und Geburtshülfe — in Bezug auf die hauptsächlichsten Haus- und Nutzthiere.

§. 163.

Da es deren nun mehrere Arten giebt, was beim Menschen nicht der Fall ist, und da es also im Bereiche der Veterinärmedizin eine mehrfache Anatomie, Physiologie, Pathologie rc. (etwa des Pferdes, des Rindes, des Hundes, des Schweines rc.) geben zu müssen scheint; so könnte man zu glauben veranlaßt werden: das Gebiet der Thierheilkunde sei noch bei weitem größer, als das der Medizin, Chirurgie und Geburtshülfe des Menschen. — Allein dagegen hat man zu bedenken, daß nicht nur die wesentlichsten Grundsätze dieselben sind in der Thier- und Menschenheilkunde; daß ein Theil der Veterinärheilkunde ja schon durch die vergleichende Anatomie, vergleichende Physiologie ꝛc. gegeben ist; daß die Heilmittellehre in Bezug auf Thierheilkunde theils beschränkter und einfacher ist, als die in Bezug auf die Menschenheilkunde, theils dieselben Mittel betrifft; daß eben so die Hauptverfahrungsarten der Chirurgie und Geburtshülfe nicht so ganz verschieden sind; sondern auch daß die Thiere auch nur von Seite ihrer physischen Organisation seltener und einfacher erkranken, als der Mensch, theils schon wegen ihrer einfacheren Organisation und Lebensweise, theils wegen häufig passenderer Behandlung von den Menschen, als sich deren der Mensch selbst in seiner früheren Lebenszeit zu erfreuen hat, theils endlich insbesondere wegen Mangels der vielfach schädlichen Einwirkung der Willkühr des eigenen psychischen Lebens der Thiere auf ihr körperliches.

§. 164.

Gleichwohl ist der Umfang der Thierheilkunde ziemlich groß; dazu die Ausübung derselben so eigener Art, daß sie sich nicht wohl mit der Ausübung der Menschenheilkunde vereinigen läßt. Dennoch aber muß in jene auch der Menschenarzt wenigstens insofern theoretisch eingeweiht seyn, besonders was die Thierseuchen (Epizootieen) betrifft, als er einem vom Staate eingesetzten medizinischen Amte (als Physikus, Medizinalrath ꝛc.) vorstehen will.

Von solchen müssen denn eigene Veterinärärzte, die füglich zugleich Veterinärchirurgen und Veterinärgeburtshelfer sind, beaufsichtigt und geleitet werden.

Drittes Kapitel.

Lehrfächer, welche durch unmittelbare Beziehung der Heilkunde auf den Staat überhaupt und auf gewisse allgemeine Staatszwecke insbesondere entstehen.

§. 165.

Die Heilkunde, bezogen sowohl auf das Thier-, als auf das Menschenleben, ist ein besonderes Element oder System (in dem Sinne des Worts, in welchem es die Physiologen und Anatomen gebrauchen) im Organismus eines Staates. Als solches muß dieselbe theils in sich selbst eine gewisse Organisation haben, theils auf eine bestimmte Weise in den Staatsorganismus überhaupt ein- und mit anderen Elementen desselben zusammen- greifen. Die Kunde davon geben denn nun eigene Lehrfächer der Heilkunde, die einzeln genannt werden mögen: Medizinalverfassungslehre, gerichtliche Medizin und medizinische Polizei, und die man zusammenfassen kann unter der Benennung: Staatsarzneikunde (medicina publica).

§. 166.

Häufig begreift man jedoch unter letzterer Benennung nur die beiden zunächst vorhergenannten Lehrfächer, die man zugleich den Inhalt des vor ihnen genannten theilweise lehren läßt.

Es dürfte aber füglich eine selbstständige Medizinalverfassungslehre geben, deren Aufgabe also wäre: Belehrung zunächst über die im Vaterlande angeordneten verschiedenen Classen von Medizinalpersonen und deren Zugehör (Bader, blose Chirurgen,

Thierärzte, Apotheker, Hebammen rc.), den Berufskreis und die Geschäftsweise einer jeden dieser Classen, ihre gegenseitigen Verhältnisse und Beziehungen überhaupt und ihr Rangverhältniß insbesondere; ferner über das positiv geltende Verhältniß dieser einzelnen Stellen und Classen zu anderen vom Staate angeordneten Aemtern und Stellen. Außerdem möchte es dienlich seyn, die Medizinalverfassungslehre auch noch enthalten zu lassen eine vergleichende Uebersicht verschiedener Medizinalverfassungen verschiedener Staaten der Gegenwart; indeß es zur Aufgabe der Geschichte der Heilkunde gehört, die verschiedenen Organisationen des Medizinalwesens in der Vergangenheit kennen zu lehren.

Dieß alles nicht blos, um es zu wissen und theilweise darnach handeln zu können; sondern auch um sich in den Stand zu setzen, gründlich über bessere oder schlechtere Medizinalverfassung urtheilen, sowie jene fördern, diese aber verbessern helfen zu können.

§. 167.

Die sog. medizinische Polizei kommt dadurch zu Stande, daß die Heilkunde in's Große und im Namen des Staates wirksam gemacht wird Behufs der Erhaltung und Erhöhung der Gesundheit, sowie der Verhütung, Beschränkung und Vertilgung von Krankheiten der Staatsbürger und ihrer Thiere mittels allgemeinerer Veranstaltungen. Dahin gehört also die Beaufsichtigung des öffentlichen Verkaufs von Nahrungsmitteln und Getränken; öffentlicher Vergnügungen; Bäder; Apotheken; solcher Lokalitäten, welche der Gesundheit nachtheilig werden können und wie sie zu verbessern, dahin bezügliche nachtheilige Gewohnheiten; Quarantäne-, Impf-Anstalten u. dergl. m. — wobei vielfach nicht blos medizinische, sondern auch naturwissenschaftliche Kenntnisse in Anspruch kommen.

Ein weites Feld höchst seegensreichen ärztlichen Wirkens, dessen Grenzen noch gar nicht bestimmt abgesteckt sind und in dessen Innerem noch viel zu thun ist!

§. 168.

Die sog. gerichtliche Medizin (medicina forensis) hat die Rechtspflege im Staate sichern zu helfen, deren wichtigste Entscheidungen, sowohl von Seite der bürgerlichen, als der Kriminal-Justiz, oft von jener Disciplin der sog. Staatsarzneikunde abhängen, sofern der Befundschein (visum repertum) oder das Gutachten der Aerzte über das Daseyn oder Nichtdaseyn gewisser vorgegebener oder angeschuldigter Zustände des physischen oder psychischen Lebens einzelner Menschen, die Beschaffenheit von Verletzungen an Lebendigen oder Todten u. s. w. richterliche Entscheidungen bedingen hilft.

Dabei erscheint die Heilkunde nicht sowohl als eine Dienerin der Rechtspflege, denn vielmehr als Gehülfin gleichen Ranges.

Viertes Kapitel.

Lehrfächer, die dadurch zu Stande kommen, daß das gesammte ärztliche Wesen selbst zum Gegenstande der Geschichte gemacht wird.

§. 169.

Die Benenung Literärgeschichte der Medizin nimmt man in engerem und weiterem Sinne. Im ersten Falle bezeichnet man damit eine Doctrin, welche zur Aufgabe hat, blos die vorzüglichsten Bücher in Bezug auf die verschiedenen Disciplinen der Heilkunde aus allen Zeiten kennen zu lehren. Im zweiten Falle nimmt man aber Literärgeschichte der Medizin gleichbedeutend mit Geschichte der Medizin im vollsten Sinne des Worts.

§. 170.

Der zuletzt gebrauchte Ausdruck: im vollsten Sinne des Worts bezieht sich aber wiederum nicht blos darauf, daß keine einzelne Seite oder Beziehung des gesammten ärztlichen Wesens von der Geschichtsbetrachtung ausgeschlossen werde, von denen ja eben Literärgeschichte d. M. im engsten Sinne des Worts nur eine einzige betrifft — sondern auch darauf, daß die Geschichtsbetrachtung in sich selbst vollständig sei.

Zur Vollständigkeit der letzteren Art gehört nämlich nicht blos die Auffassung der auffallenderen Erscheinungen im Bereiche des ärztlichen Wesens durch die ganze Vergangenheit herauf; sondern auch die Vernehmung (durch die Vernunft) des inneren Wesens derselben, ihrer geistigen Bedeutung. Ohne letzteres ist die Darstellung der Geschichte der Medizin, wie aller Geschichte, nur ein Vorzeigen unorganischer, lebloser Trümmer von dem, das in organisch-lebendiger Ganzheit und Wirksamkeit gezeigt werden sollte. Dasselbe aber durch sog. Pragmatisiren ersetzen wollen, gleicht — auch abgesehen von der Unzulänglichkeit aller Surrogate — nicht selten einem Verfahren, das durch elektrische oder galvanische Einwirkung auf einen Leichnam erzwungene und erkünstelte Erscheinungen, oder wohl gar Regungen chemischer Zersetzung, für eigenthümliche Aeußerungen des lebendigen Dinges nimmt und giebt. Eine vollständige Geschichte muß daher, wie einerseits treu chronologisch erzählend, so andrerseits philosophisch betrachtend seyn, im höchsten edelsten Sinne des letzteren Worts.

§. 171.

Von der andern Seite aber ist die Geschichte der Medizin erst vollständig, wenn sie gleichmäßig kennen lehrt

a) die zu allen Zeiten unter den Aerzten und deren Stellvertretern (Priestern rc.) üblichen Ansichten und Verfahrungsarten in Bezug auf Gesundheit und Krankheiten, auf Erhaltung und Erhöhung der Gesundheit und auf Verhütung und Heilung der Krankheiten des menschlichen und thierischen Lebens;

b) die verschiedenen Zeitaltern und Gegenden eigenthümlichen Krankheiten, nach deren Entstehung, Verbreitung, Veränderung und ihrem etwaigen Wiederverschwinden;

c) die Medizinalverfassungen der vorzüglichsten Völker der Vorzeit;

d) die wesentlichsten Lebensumstände und Schicksale der merkwürdigsten Aerzte; und

e) die vorzüglichsten medizinischen Bücher aller Zeiten.

§. 172.

Wie großen und vielseitigen Einfluß das Studium der Geschichte der Heilkunde auf ärztliche Bildung habe, erhellt leicht. Hauptpunkte dabei sind:

a) richtige und falsche Wege zu richtigen oder falschen oder wenigstens mangelhafteren ärztlichen Ansichten und Handlungsweisen werden da anschaulich kennen gelehrt, so daß jene von uns selbst betreten, diese aber vermieden werden können, bevor wir durch oft allzu bittere eigene Erfahrung klug geworden sind;

b) Wir lernen kennen, was als völlig ausgemacht anzunehmen sei (dessen aber nicht viel ist), was erst zum Theil erforscht, was nur fast noch von weitem geahnet wird u. dergl. — wodurch wir lernen, wo giebt's hauptsächlich noch zu thun, wo hingegen würden wir schon geackertes Feld überflüßig nochmals pflugen;

c) wir erfahren, unter welchen Umständen sich der Gegenstand der Medizin (Krankheitscharakter, Heilbedurfniß, neue Krankheiten) änderte, wornach sich auch ärztliche Ansichten und Verfahrungsweisen entsprechend ändern mußten — das macht uns nicht blos vernünftig tolerant, sofern wir dadurch erkennen, wie verschiedene Ansichten und Verfahrungsarten zu verschiedenen Zeiten und in verschiedenen Gegenden gar wohl neben einander bestehen können, jede für ihre Zeit und ihren Ort geltend; sondern macht uns auch aufmerksam erwarten, daß es nicht so bleiben werde, wie es jetzt ist, und daß manches anders werden müsse; als es jetzt ist;

d) wir erkennen da anschaulich, durch welche Anlagen und Bildungsmittel Einzelne vorzügliche Aerzte geworden sind und sollen uns selbst darnach prufen und bilden:

e) die dadurch zu erwerbende Bücherkenntniß soll uns in den Stand setzen, uns durch Lektüre leicht und vollständig zu belehren über das, was in dieser oder jener Hinsicht bereits gedacht, versucht, geleistet ist, was nicht; was für neu zu halten sei, was dagegen alt ꝛc.

§. 173.

Noch nennt man öfters mehr nur eine medizinische Disziplin, als daß sie auch gehörig kultivirt wurde, die übrigens sich eng an Geschichte der Medizin anschließt; nämlich die **medizinische Geographie**. Ihr Inhalt ist Darstellung des gegenwärtig obwaltenden Gesundheits- und Krankheitszustandes in verschiedenen Gegenden der Erde, nach Maasgabe der Verschiedenheit des Klima, Bodens, der Lebensweise ꝛc.; ferner der Veränderungen, welche weit verbreitete Krankheiten bei ihrem Durchzuge durch verschiedene Gegenden erleiden; sodann der bei verschiedenen Völkern gegen allerlei Krankheiten üblichen Heilmittel und Heilmethoden u. dergl. m.

Von selbst erhellt, wie vielfache Winke zu Verbesserungen des Heimischen daraus resultiren können; wie oft die Anerkennung von Unrichtigem und Grundlosem in unserer Heilkunde durch Kennenlernen des Aehnlichen in andern Ländern, das uns als Ungewohntes mehr auffällt, werde erleichtert werden u. s. w.

Drittes Buch.

Methodologie des Studiums der Heilkunde.

§. 174.

Den Inhalt der Methodologie des Studiums der Heilkunde machen aus: Anweisungen, auf welche Art und Weise überhaupt und in welcher Zeitordnung insbesondere sämmtliche Theile des Ganzen der Heilkunde am zweckmäßigsten mit und nach einander zu studiren und zu üben sind, oder also wie sich der Zögling der Heilkunde auf die zweckmäßigste und erfolgreichste Weise binnen einer gewissen Zeit zum tüchtigen Arzte bilden könne und solle.

§. 175.

Dieser Inhalt wird füglich in drei Kapitel abgetheilt, deren erstes die wesentlichsten allgemeineren Regeln in Bezug auf das Studium der Heilkunde überhaupt enthalten mag — das zweite die besondere Zeitordnung für das Studium der einzelnen Lehrfächer und für eine gewisse Uebung ihres Inhalts innerhalb einer bestimmten, an einer medicinischen Bildungsanstalt nothwendig zu zubringenden Zeit — und das dritte die Benützung der zu weiterer, mehr praktischer, Vorübung bestimmten Zeit zwischen Beendigung des letzterwähnten Zeitraums, mit welcher gewöhnlich die Erwerbung der Doctorwürde zusammenfällt, und dem Zeitpunkte, da es erst erlaubt ist, als völlig selbstständig handelnder Arzt aufzutreten.

Erstes Kapitel.

Die wesentlichsten allgemeineren Regeln in Bezug auf das Studium der Heilkunde überhaupt.

§. 176.

Zur Einweihung in jede Wissenschaft, so denn auch in die medizinische, ist im Allgemeinen **lebendiger Unterricht ersprießlicher, als bloses Bücherstudium**; theils weil der Lehrer eher, als ein dem Studirenden leicht benutzbares Buch desselben Faches, jede Bereicherung, neue Erfahrung, neue Ansicht, Berichtigung, Widerlegung 2c. sogleich mittheilen oder wenigstens zum Unterrichte benutzen kann; theils weil überhaupt das lebendige Wort — das am lebendigsten ist im sog. freien Lehrvortrage — mehr und bleibenderen Eindruck auf den Lernenden macht, als der todte Buchstabe, theils weil sich der mündliche Lehrer mehr dem individuellen Bedürfnisse seiner Zuhörer anbequemen kann.

§. 177.

Wenn jedoch gleichwohl manche Wissenschaften wenigstens zur Noth nur durch Bücherstudium angeeignet werden können — namentlich abstraktere, wie Logik, reine Mathematik, Metaphysik u. dergl., deßgleichen die Geschichte, ja selbst Theologie und Jurisprudenz —: so ist dieß bei der Heilwissenschaft, wie bei allen Naturwissenschaften, schon darum nicht möglich, weil bei diesen überhaupt von so vielen Dingen unmittelbare sinnliche Erkenntniß erworben werden muß, von denen in der Regel nur an eigenen Bildungsanstalten hinlänglich vollständige Sammlungen, Zubereitungen und Vorrichtungen gefunden werden.

Dazu kommt bei der Heilkunde, als Heilkunst, noch die Nothwendigkeit einer längeren und mehrartigen Anleitung zu praktischer Anwendung der erworbenen Kenntniße, die nicht wohl anderswo, als an eigenen medizinischen Bildungsanstalten geleistet werden kann.

§. 178.

Geht daraus von selbst als Pflicht für den Zögling der Heilkunde hervor, die zu mündlicher Belehrung und zur Uebung bestimmten Stunden gewissenhaft zu besuchen — eine Pflicht, der sich im Allgemeinen durchaus nicht entlediget werden kann, da gegentheils nicht blos der Inhalt der versäumten Stunde selber ganz oder theilweise verloren geht, sondern auch das Verständniß von Vielem in später besuchten Stunden, die sich aber auf die versäumten gründen: — so fragt sich zunächst weiter: wie sich in den für den Lehrvortrag oder für praktische Uebung bestimmten Stunden verhalten?

§. 179.

Füglich wird das Verhalten gegen beiderlei Stunden getrennt betrachtet. Zuerst also von Seite der dem Lehrvortrage gewidmeten Stunden!

In dieser Hinsicht ist sogleich abermals ein gewisser Unterschied zu machen zwischen dem Besuche der Lehrstunden für mehr speculative oder mehr empirische Doctrinen. In ersteren nämlich muß der Schüler selbst mehr speculativ thätig seyn (§. 65.)

und weniger nur auffassen und merken wollen, als vielmehr selbstthatig mit dem Lehrer denken. In letzteren dagegen haben die Sinne und das Gedachtniß mehr nur paßiv aufzufassen.

Uebrigens sind Lehrstunden von beiderlei Art gleichfleißig zu besuchen und zu benutzen, wenn sich der Schüler nicht auf die eine oder die andere Weise vereinseitigen will.

§. 180.

Dabei kommt noch insbesondere das Nachschreiben des Lehrvortrags in Betracht, worin bald zu viel, bald zu wenig gethan und so in jedem Falle sich Nachtheil bereitet wird.

Nachschreiben überhaupt ist aber darum zu empfehlen: weil dadurch manches weniger leicht verloren geht, was der Lehrer einflechten konnte, was aber in solchen dem bestimmten Fache gewidmeten Buchern, welche Studirende zu lesen pflegen, noch nicht enthalten seyn kann (§. 176.); weil dadurch die einzelnen Gegenstände mehr in der dem individuellen Bedürfnisse der Lernenden angemessenen Darstellungsweise für späteres Wiederlesen niedergeschrieben werden; weil das Vorhaben möglichst luckenfrei nachzuschreiben ein neuer Reiz wird, die Aufmerksamkeit auf den Vortrag zu erhalten, und weil, was dem Lernenden, außer durch das Ohr, auch durch Hand und Auge gieng, sich dem Gedächtnisse vollständiger und bleibender einpragt.

§. 181.

Damit sind zugleich die Nachtheile des Zuwenignachschreibens angedeutet, wozu nur noch gerechnet werden mag, daß man dabei zu viele Anhaltspunkte für Erinnerung und Denken verloren gehen laßt.

Zuvielnachschreiben dagegen bedingt leicht Trägheit des Gedächtnisses in Bezug auf mehr empirische Erkenntnißgegenstande, sowie des Denkens in Bezug auf mehr Speculatives. Auch geht durch allzuängstliches und umständliches Aufschreiben des Einen häufig Anderes ganz oder theilweise verloren.

§. 182.

Bei Beurtheilung des rechten Maases im Nachschreiben ist aber hauptsächlich folgendes zu beachten:

1) Wo dem Lehrvortrage ein besonderes Lehrbuch zu Grunde gelegt ist, ist es nöthig, stets ungefähr soviel, als in der bevorstehenden Stunde behandelt werden kann, aufmerksam durchzulesen — um dann während des Vortrags selber auch ohne ausdrückliche Mahnung des Lehrers zu bemerken: was im Buche stehe oder was als Zusatz, Erläuterung, Berichtigung ꝛc. geeignet seyn könnte, aufgeschrieben werden zu müssen;

2) muß der Studirende auch außerdem, und wo der Lehrer auch nur Hauptsätze nicht dictirt, bald das Wesentlichste und Nothwendigste von dem Uebrigen unterscheiden lernen, um mehr nur jenes aufzuschreiben;

3) auch dieses muß sodann nicht blos nicht in vollständigen Sätzen aufgeschrieben werden; sondern es beschleunigt und erleichtert sogar ein bloses Skizziren die Uebersicht und das Studium, und läßt zugleich dem Gedächtnisse und Denken mehr zu thun übrig;

4) Endlich ist bei der Führung sogenannter Hefte hauptsächlich auch darauf noch zu sehen, daß der Inhalt derselben auf eine in die Augen springende, architektonische Weise abgetheilt sei.

§. 183.

Was sodann das Verhalten gegen die der praktischen Uebung gewidmeten Stunden betrifft: so ist das Rechte nicht so ganz leicht zu treffen. Zwar versteht sich von selbst, sie sollen unausgesetzt besucht und emsig benützt werden; aber wann im Laufe der gesammten Bildung zum Arzte und in welchem Verhältnisse zu den übrigen Lernveranstaltungen?

Denn wenn nun zwar auch unter Urtheilsfähigen als unbestritten anzunehmen wäre: daß der Zögling der Heilkunde erst einer gewissen Masse empirischer und historischer Kenntnisse mächtig und im Denken in Bezug auf Gegenstände seines Faches bis auf einen gewissen Grad geübt seyn müsse, bevor er sich der Erwerbung von Fertigkeiten behufs der praktischen Anwendung hingiebt; so ist doch auf der anderen Seite die Ansicht nicht ganz zurückzuweisen, vermöge deren Medizin Studirende das Erlernte sobald und soweit als möglich an der Heilkunde anheimfallenden Individuen in der Wirklichkeit wieder finden und es so lebendiger, wahrer und bleibender erfassen sollen. Und dennoch läßt es sich nicht nur erwarten, sondern zeigt es auch die Erfahrung deutlich: daß ein zu frühzeitiges und nicht gehörig modificirtes Theilnehmen derselben an ärztlicher Praxis reichliche Gelegenheit giebt, die wissenschaftliche Seite der Heilkunde zu vernachläßigen, sich zu einem Gedankenfaulen, die Tiefe scheuenden Kleben an den oberflächlicheren, sinnlichen Erscheinungen zu verwöhnen und einer Routine sich hinzugeben, die nicht blos überhaupt ein minder sicheres, weil blindes, Verfahren, sondern insbesondere auch gern eine die Natur bestürmende ärztliche Vielgeschäftigkeit bedingt, welche mehr stört und verdirbt, als fördert und bessert.

Darnach dürfte denn der Medizin Studirende zwar so von der Mitte seiner Studienzeit an die Klinik

(§. 157.) frequentiren dürfen, aber bis in's letzte Jahr streng nur als Auskultant (nicht als Praktikant) und nicht sowohl der künftigen Praxis wegen, als vielmehr zu Gunsten seiner wissenschaftlichen Vollendung.

Aber auch zu diesem Zwecke und namentlich zu einer gewissen Belebung des wissenschaftlich ärztlichen Studiums giebt es noch ein anderes Mittel, das in der Wissenschaft als solcher selbst liegt: nämlich gehörige Anknüpfung des Wissens an Ideen, die zugleich ein Faden der Ariadne sind für die in dem Labyrinthe von Wissen befangenen, und Leitsterne für den Segler auf dem Ocean desselben. Das aber muß, außer in der Propädeutik, hauptsächlich im Vortrage der allgemeinen Theile der medizinischen Lehrfächer und beim Vortrage der Geschichte der Heilkunde geschehen.

Paieon S. 363. u. f.

§. 184.

Uebrigens ist sich wohl zu vergegenwärtigen, inwieweit nur Befähigung zum selbstständigen Arzte an medizinischen Bildungsanstalten während der zu dem Aufenthalt an denselben bestimmten Zeit zu erwarten sei.

Nicht bis in's Einzelnste zum Arzte fertig gebildet soll und kann da werden; sondern es soll da vielmehr nur der allgemeine Grund des später stets mehr wachsen und gedeihen sollenden ärztlichen Wissens und Wirkens gelegt, die Keime zu demselben sollen geweckt und bis auf einen gewissen Grad gepflegt werden. Es soll und kann da in Bezug auf ärztliche Wissenschaft mehrfach fast nur gelernt werden, wie man am zweckmäßigsten selbst weiter zu lernen habe; und vollends in Bezug auf ärztliche Kunst mögen jene Bildungsanstalten zwar hohe Schulen integriren helfen, die höchste Schule aber und die längste bleibt das Leben selber.

Dieses Lernen aber an den medizinischen Bildungsanstalten, sowohl in Bezug auf Theorie, als Praxis, muß dem Ganzen der Heilkunde im weitesten Sinne des Worts und nach allen besonderen Beziehungen und Seiten derselben möglichst gleichmäßig gelten. Wie sich auch später im Einzelnen die Heilkunde gestalte, was von ihr sich im Einzelnen vorzugsweise entwickele: bei jedem muß der möglichst vollständige und feste Grund der ganzen Heilkunde vorher gelegt seyn.

Aus diesem Grunde ist es durchaus zu widerrathen, daß sich der Zögling der Heilkunde zu bald auf einen besonderen Zweig seines Gesammtstudiums allzuausschließlich beschränke und dabei in's Speziellste eindringe; er habe dazu auch noch so viel Trieb.

Es ist aber schon diese Aufgabe des ärztlichen Unterrichts groß und schwierig genug, um allen Ernst, um alle Kraft und Zeit des Lernenden in Anspruch zu nehmen, wenn ihr hinlänglich genügt werden soll.

§. 185.

Und selbst bei solcher Beschränkung der Erwartungen von dem, was medizinische Bildungsanstalten dem werdenden Arzte nur seyn sollen, hat letzterer sich bald davon zu überzeugen: daß sehr vieles, was ihm da (und in Büchern) gelehrt werde, keineswegs ganz erschöpfende und unabänderliche Wahrheit sei. Ein Umstand, der jedoch nicht sowohl muthlos und leichtsinnig machen darf, als vielmehr strenge Aufmerksamkeit und ernsten Eifer erzeugen soll, um Mangelhaftes als solches zu gewahren und das Richtigere erkennen und anwenden zu helfen.

Ein übler Umstand dabei ist — dessen Fehlen gleichwohl oft noch schlimmer ist — daß der lernende Jüngling, der Hindernisse und Schranken der Wirklichkeit auch in Beziehung auf Wissenschaft und Kunst noch weniger kundig und daher überall leicht Ideale unbedingter realisirt sehen wollend, in seinem deßfallsigen Kritisiren häufig zu voreilig übertreibend und somit theilweise ungerecht wird, indem er wohl bisweilen dem Einzelnen (Lehrer) anrechnet, was Sache der Wirklichkeit überhaupt ist.

Aber auch außerdem sollte sich von selbst verstehen, daß der lernende Anfänger, obwohl er keineswegs völlig kritiklos hinnehmen soll, was und wie es gegeben wird, dennoch im Allgemeinen, je früher um so mehr, sein eigenes Urtheil dem des Lehrers unterordnen und sich mehr glaubig, als zweifelnd verhalten müsse. Ohne anfänglichen Glauben giebt es später nie ein rechtes Wissen, sondern einen endlich an sich selbst, wie an Allem, verzweifelnden Skepticismus, der nur zerstört, nirgends baut.

So mag es denn auch zunächst mehr nur ein Glaubensartikel für den zu bildenden Arzt seyn: daß er mißtrauisch gegen sich selbst seyn müsse, ob er einen schwerer verständlichen Vortrag einem leichter faßlichen immer und unbedingt nachsetzen dürfe — was vorzugsweise in Bezug auf mehr speculative Lehrgegenstände in Betracht kommt. Die leichtere Faßlichkeit beruht nämlich öfters auf größerer Oberflächlichkeit und Einseitigkeit, sowie darauf, daß die gewohntere Sprache des Scheines für die des Wesens gewählt wird, auf Kosten der wahren Erkenntniß und etwa nach Analogie der scheinbaren Bewegung der Sonne um die Erde ꝛc. „Aller Anfang ist schwer" sagt ein altes Sprüchwort. Die Sache wird aber oft auch auf Kosten der durch anstrengende Uebung erstarken sollenden Kraft leicht gemacht. Dadurch wird aber die Kraft nicht blos nicht hinlänglich geübt und gestärkt, obwohl Uebung und

Meisterschaft in ursächlichem und geradem Verhältnisse stehen; sondern sie wird durch Schonung und Verweichlichung selbst geschwächt; wie etwa Verdauungskräfte durch zu leicht verdauliche Speisen.

§. 186.

Mißtrauisch und auf seiner Hut zu seyn mag aber überall frommen, wo Erklärungen in Bezug auf Gegenstände der Heilkunde theils ausschließlich physisch oder psychisch, theils im Bereich des Physischen ausschließlich mechanisch oder chemisch oder dynamisch begründet werden wollen.

Dagegen ist — neben dem Gegentheile von dem eben Erwähnten — überall, unter sonst gleichen Umständen, solchen ärztlichen Erklärungen am ersten zu trauen, in denen sich so ziemlich alle wichtigeren von der Geschichte aufbewahrten früheren Erklärungsweisen derselben Sache theilweise wiederfinden, indeß dabei häufig ein anderer Theil derselben als einseitig ist zurückgewiesen worden.

§. 187.

Uebrigens scheint im Allgemeinen der natürlichste und gedeihlichste Gang der Bildung zum Arzte der zu seyn: dem Zöglinge vor Allem einmal das Ganze der Heilkunde, in seiner Beziehung zu den allgemeinsten und höchsten Ideen und edelsten Interessen der Menschheit, in, dem äußeren Umfange nach zwar verkleinerndem, übrigens aber nur um so schönerem und lebenvollerem, wenn gleich etwas idealisirtem Bilde vor die Seele zu stellen, die zu dessen lebendiger Beschauung zugleich gewisser Massen selbst poetisch und mystisch gestimmt werden muß. Dadurch kommt erst eine gewisse erfreuliche Lebensfülle in die Sache. Dadurch wird dem künftigen Arzte ein Compaß gegeben, mittels dessen er sich auf dem weiten klippigen Ocean seiner Wissenschaft stets von Neuem orientiren kann, wo er ohnedieß richtungslos gefährlich herumirren müßte, oder irgendwo einseitig sich festrennen möchte. Dadurch bekommt er für seine Praxis erst etwas Höheres, Beseelendes und Beseeligendes. Nicht er wirkt dann blos, sondern auch die Idee seines Faches in und durch ihn. So hat und hält er dann die Heilkunde als ein lebendiges Ganze in seinem eigenen innersten Leben, das sich ihm denn auch als solches erweisen wird; indeß Andere davon nur die todten „Trümmer in der Hand" halten. Jene aber werden sich dann nicht blos lebendiger getrieben fühlen, den Inhalt der Heilkunde bis in's Einzelnste gründlich kennen zu lernen, sondern sie werden denselben auch, und auch das Aeusserlichste und Empirischste, durch innigste Verbindung mit ihrem lebendigen Vorbilde selbst theils als etwas organisch lebendiges finden, theils ihn dazu machen.

Der Meinung, als müsse die ärztliche Bildung möglichst ausschließlich mit Sammlung vereinzelter empirischer Kenntnisse beginnen, und die dabei entweder ganz darauf verzichtet, daß der Arzt die Heilkunde als lebendiges Ganze erschaue, oder die da wähnen muß, ein solches könne je durch Aggregation von Trümmerwerk erzeugt werden — dieser Meinung ist Natur und Geschichte zuwider. Denn jene fängt überall ihre Bildung mit einem lebendigen Keime des Ganzen, nicht mit Erzeugung völlig vereinzelter Theile (todter Atome) an; diese aber zeigt uns insbesondere auch, daß die gesammte Geschichte der Heilkunde im Großen und Ganzen den wesentlich ähnlichen Gang gemacht hat, den wir im Kleinen und Einzelnen eben empfohlen haben, und wobei eben die Propädeutik zum Studium der Heilkunde eine Hauptsache zu leisten hat.

Päeon S. 355—368.

Zweites Kapitel.

Specielle Zeitordnung für das Studium sowohl der hauptsächlichsten Vorbereitungs- und Hülfswissenschaften der Heilkunde, als auch der medizinischen Disciplinen selbst — und für die Ausübung der erworbenen Kenntnisse, soweit beides an medizinischen Lehranstalten füglich geschieht.

§. 188.

Selbst wenn nur fähigere Köpfe — der sittlichen und reinmenschlichen Befähigung, als sich von selbst verstehend, zu geschweigen — in den obersten Klassen der allgemeinen gelehrten Bildungsanstalten geduldet und diese in denselben bis zu einem gewissen reiferen Alter (wenigstens bis zum 18ten Lebensjahre) gehalten werden; wenn sodann solche Zöglinge auch fernerhin ihre Schuldigkeit thun, und wenn endlich, auch nach vollendetem Studium an gut bestellten medizinischen Bildungsanstalten, noch eine gewisse Zeit (wenigstens 2 Jahre) zur Vorübung für selbstständige ärztliche Praxis durch fremde, jedoch frei wählbare Leitung festgesetzt ist: so ist doch ein Aufenthalt von wenigstens 4 Jahren oder 8 Semestern an medizinischen Bildungsanstalten nöthig.

§. 189.

Der davon zu erwartende Gewinn hängt nun aber sehr ab von der Art, wie die gesammte Masse des zu lernenden und zu übenden in jene Zeit vertheilt wird. Als allgemeine Regel bei dieser Vertheilung und Anordnung ist anzusehen: erstlich daß eher vollständig und gründlich theoretisch kennen gelernt, als praktisch geübt werde, und zweitens daß von sämmtlichen Lehrfächern je eine gewisse Anzahl solcher mit einander und daß sie alle übrigens so nach einander studirt werden, wie sie nach ihrem Inhalte, laut der Encyklopädie näher zusammengehören oder einander ferner stehen. Ist damit zu vereinigen, daß zugleich eine gewisse Heterogeneität des Inhaltes der mit einander zu studirenden Fächer Statt findet (Vergl. z. B. §. 192. N. 3. und 4. und das Uebrige — §. 193. N. 5. und das Uebrige): so wird dadurch Vereinseitigungen vorgebaut.

§. 190.

Dazu nun vorausgesetzt, daß Geschichte, Mathematik und Sprachen nebenbei mit fortgeübt werden: so läßt sich der größte Theil der Vorbereitungs- und Hülfswissenschaften zur Heilkunde füglich in die zwei ersten halbjährigen Lehrkurse vertheilen, in welche aber füglich schon einiges zur Heilkunde unmittelbar selber Gehörige wird aufgenommen werden müßen.

§. 191.

Demnach dürfte am füglichsten im ersten Semester, von dem angenommen wird, daß es ein Winterhalbjahr sei, vereinigt werden: 1) Propädeutik zum Studium der Heilkunde, die darum voran zu stellen ist, da sie auch theilweise über die besondere Beziehung selbst naturwissenschaftlicher und philosophischer Lehrfächer zu belehren hat, was natürlich dem Studiren jener Fächer vorausgeht — 2) Logik — 3) Kosmologie, wo möglich, mit Meteorologie — 4) Geologie überhaupt und Mineralogie insbesondere — 5) Zoologie.

§. 192.

Im zweiten Semester (Sommer) aber wird am geeignetesten zusammenstudirt werden: 1) Botanik — 2) Physik mit Mechanik — 3) Naturphilosophie — 4) Metaphysik und Religionsphilosophie — 5) Osteologie.

§. 193.

Drittes Semester (Winter): 1) Chemie — 2) specielle Anatomie, wo möglich, in allen ihren Theilen (§. 135.) — 3) Vergleichende Anatomie — 4) anatomische Präparirübungen — 5) Allenfalls Psychologie.

Bei dem Studium der Anatomie hat man insbesondere auf seiner Hut zu seyn, um sich durch dasselbe nicht verleiten zu lassen, sich auch das lebendige Leibliche dem todten nicht all zu ähnlich vorzustellen. Uebrigens ist sich sowohl bei den Demonstrationen, als noch mehr bei den Präparirübungen am wenigsten lang bei den Muskeln aufzuhalten.

§. 194.

Viertes Semester (Sommer): 1) Histologie (allgemeine Anatomie) — 2) Physiologie — Diätetik und allgemeine Pathologie — 4) Toxikologie. Uebrigens Wiederholung und Fortsetzung des Studiums der Botanik.

§. 195.

Fünftes Semester (Winter): 1) Anatomische Präparirübungen — 2) Pharmakologie, mit pharmaceutischer Waarenkunde, Pharmacopöenkunde und Receptirkunst — 3) Pharmacie — 4) allgemeine Therapie — 5) Geschichte der Medizin. Letztere jetzt schon und nicht erst im letzten Semester, wie es wohl scheinen könnte, weil durch sie mancher Vereinseitigung, allgemeiner

Verseichtung und der Gefahr, bloser Routinier zu werden, in Bezug auf die specielleren Fächer der Heilkunde mit mehr praktischer Tendenz am besten vorgebeugt ꝛc. und somit deren Studium und ihre Uebung besonders gedeihlich gemacht werden kann; so wie denn andrerseits auf den Vortrag der Geschichte der Heilkunde selber durch das bis dahin Studirte hinlänglich vorbereitet ist, da ja ohnedieß ein speciellstes Studium der Geschichte seines Faches mehr nur Sache des gelehrten Arztes ist.

Gelegentlich und jeweilig ist nunmehr schon in den Kliniken, vorzugsweise jedoch in der medizinischen, zu auskultiren.

§. 196.

Sechstes Semester (Sommer): 1) Specielle medizinische Pathologie (anstatt deren häufig, doch wohl kaum besser: specielle medizinische Pathologie und Therapie der akuten Krankheiten) — 2) pathologische Anatomie*) — 3) Semiotik — 4) Chirurgische Pathologie und Therapie — 5) Chirurgische Verband- und Maschinen-Lehre.

Die Kliniken als Auskultant öfter besucht.

§. 197.

Siebentes Semester (Winter): 1) Specielle medizinische Therapie (statt deren jedoch häufig: specielle medizinische Pathologie und Therapie der chronischen Krankheiten) — 2) Chirurgische Operationslehre, mit Uebungen an Leichen — 3) Geburtshulfe, mit Uebungen

---

*) Könnte jedoch auch mit Geschichte der Medizin Platz tauschen (§. 195. N. 5.).

am sog. Phantom — 4) Gerichtliche Medizin — 5) Anhaltenderes Auskultiren, hie und da bereits Prakticiren, in medicinischer, chirurgischer und Geburtshülflicher Klinik.

§. 198.

Achtes Semester (Sommer): 1) wo Psychiatrie, möglich, mit klinischer Uebung — 2) Medizinische Polizei — 3) Veterinärmedizin — 4) Prakticiren in der medizinischen, chirurgischen und geburtshülflichen, stabilen und ambulatorischen Klinik.

§. 199.

Einige speciellste Lehrfächer, wie Augenheilkunde, Kinderkrankheiten, syphilitische Krankheiten etc., müssen, wo ihnen eigene Vorträge gewidmet werden, während der 2—3 letzten Semester einzuschieben gesucht werden.

§. 200.

Von selbst versteht sich endlich, daß der neue Zuwachs von jedem neuen Semester an das in den vorhergehenden Semestern Erworbene vielfach und innig müsse angeknüpft und so das Ganze immer von Neuem durchgearbeitet werden.

Drittes Kapitel.

Benützung des der Grundbildung an medizinischen Unterrichtsanstalten folgenden Biennii practici.

§. 201.

Dieser Abschnitt betrifft hauptsächlich das Reisen angehender junger Aerzte; sodann die besondere Einübung in die ärztliche Privatpraxis einer=

seits und Staatsamtliche Geschäftspraris andrerseits, und endlich die Aneignung der ärztlichen Beobachtungskunst einestheils und einer eigenthümlichen medizinischen Theorie anderntheils.

1. Reisen angehender Aerzte.

§. 202.

Von selbst muß sich verstehen, daß man vom Reisen beträchtlicheren Erfolg nur dann erwarten darf, wenn man sich nicht zu denselben anschickt, ohne hinlänglich vorbereitet zu seyn. Zu dieser Vorbereitung gehört aber nicht blos das Unterrichtetseyn: wo, was und wie ist auf Reisen für den Arzt besonders Erkleckliches zu suchen? *) Sondern auch, daß man ebensowohl im Kranken-Beobachten und Behandeln bis auf einen gewissen Grad geübt sei, um das häufig ziemlich rasche ärztliche Verfahren in großen, zahlreich besetzten Krankenanstalten nicht fruchtlos an sich vorübergehen lassen zu müssen, als auch der mancherlei Ansichten, Verfahrungsarten rc., die Einem, einer näheren Prüfung besonders bedürftig und würdig, begegnen können, historisch kundig und auf deren Prüfung gefaßt sei.

Uebrigens steht das Reisen angehender Aerzte theils in unmittelbarerer, theils in mittelbarerer Beziehung zur ärzlichen Bildung.

---

*) Das wird aus verschiedenen Gründen zum Theil füglich der mündlichen Mittheilung überlassen, da es sich unter anderen auch oft in wenig Jahren bedeutend ändert. Werke, welche ausführlich darüber belehren können, sind im Anhange angeführt.

a. Unmittelbarere Beziehungen des Reisens zu ärztlicher Bildung.

§. 203.

Je nothwendiger es ist, daß Behufs der ersten praktischen Uebung an den gewöhnlichen medizinischen Bildungsanstalten dem Lehrlinge nur wenige Kranke anvertraut werden, damit er sich an praktische Gründlichkeit gewöhne: desto ersprießlicher ist es für denselben daß er später große, zahlreich besetzte Krankenanstalten besuche; theils um die Einrichtung und Verwaltung solcher überhaupt kennen und beurtheilen zu lernen, theils und hauptsächlich aber um in denselben binnen kurzer Zeit mancherlei krankhafte Zustände und Behandlungsarten kennen zu lernen, deren manche in beschränkterer Privatpraxis einzelner Aerzte oder an kleinen Anstalten oft kaum in Jahrzehenden vorkommen — und um sich demnach manchfacher zu üben.

§. 204.

Jedoch darf das häufig kurze Krankenexamen und rasche Verordnen vielgeübter Aerzte in dergleichen großen Anstalten den Anfänger ja nicht zu einem leichtfertigen Schlendrian verführen.

§. 205.

Uebrigens finden sich an Orten mit solchen größeren Krankenanstalten in der Regel zugleich auch große Sammlungen von anatomischen Präparaten, chirurgischen und geburtshülflichen Instrumenten, Naturalien, Büchern u. dergl., deren Benützung die ärztliche Bildung unmittelbarer fördern hilft.

§. 206.

Sodann kann das Reisen die ärztliche Bildung insbesondere auch dadurch vervollständigen helfen, daß unmittelbare Erkenntniß des Einflusses verschiedener Lebensweisen, verschiedenen Klima's ꝛc. auf Gesundheit, Krankheit und Heilung nicht blos am sichersten über diese Verhältnisse selbst belehrt, sondern auch vor einseitiger Beurtheilung nach Maasgabe der erwähnten Gegenstände verschiedener ärztlicher Ansichten und Behandlungsweisen, so wie vor unbedachter und unbedingter Nachahmerei bewahren kann.

b. Mittelbarere Beziehung des Reisens zu ärztlicher Bildung.

§. 207.

Das Reisen angehender Aerzte soll aber ausserdem zunächst auch überhaupt als eines der wirksamsten Entwickelungs- und Bildungsmittel wirken, sofern erst in der Fremde manches Vorurtheil, manches Schiefe und Kleinliche der Heimath als solches erst erkannt und vermeiden gelernt wird; sofern unter fremden Reisenden in der Regel und wenigstens im Allgemeinen mehr Offenheit und somit mehr Gelegenheit zu bildendem Gedanken- und Erfahrungen-Austausch herrscht; sofern den Reisenden in derselben Zeit unendlich viel mehr und mancherlei Gegenstände berühren und erregen, als in der engen Heimath; sofern dem angehenden Arzte insbesondere viel häufigere Gelegenheit wird, sich ihm so nothwendige Menschenkenntniß und Umgangsfertigkeit zu erwerben — ja, sofern endlich der ganze Mensch, als solcher, unter sonst gleichen Umständen in gleichem Maase größer, reicher und höher wird, als er mehr von der Erdoberfläche nach all' ihrem Seyn und Walten durch unmittelbare Anschauung kennt und übersieht.

§. 208.

Um diese und ähnliche Zwecke durch's Reisen in größerem Maase zu erreichen, lasse man sich zur Regel dienen: non multa, sed multum — wenn man nicht multa und multum vereinigen kann oder will, was Zeit- und Geldaufwandt häufig erschweren.

2. Besondere Einübung in ärztliche Privat- und Staatsamtliche Geschäfts-Praxis.

§. 209.

Beides läßt sich recht füglich vereinigen. Aber keines von beiden gewährt hinlänglich die Uebung in einer kleineren stabilen Klinik oder in großen Spitälern; denn in beiderlei Anstalten sind — was vorerst auch nur den ersteren Punkt anbetrifft — die Kranken, ihren besondern häuslichen Verhältnissen entrückt, dem Arzte unmittelbarer und unbedingter anheim gegeben und ist eine Menge von in der Privatpraxis auf eine geschickte Weise zu besiegenden Hindernissen nicht kennen und behandeln zu lernen.

Einiger Massen geschieht letzteres zwar bei ambulatorischen Kliniken. Allein hiebei kommt mehr nur Eine Klasse von Kranken, ärmere, weniger fein und manchfach ge- und verbildete, unter einfacheren Lebensverhältnissen lebende, in Betracht, und diese sind auch hierbei dem Arzte mehr subordinirt, als Kranke andrer Stände und Verhältnisse.

§. 210.

Um also die Eigenthümlichkeiten der Privatpraxis bei Zeiten gehörig kennen zu lernen, ohne erst blos durch eigenen Schaden klug werden zu müssen, ist es höchst ersprießlich, daß sich der angehende Arzt an einen tüchtig gebildeten, vielbeschäftigten, älteren Arzt als Begleiter und Gehülfe anschließe.

Dieß ist aber freilich bei der noch obwaltenden Stellung der Aerzte und dem daraus leicht hervorgehenden Brodneid der älteren einerseits und der Sorge der jüngeren andererseits, sich zu sehr blos zu geben, nicht allgemein genug und nach Wunsch ausführbar.

§. 211.

Würde außerdem von dem vollends gar zu weihenden jungen Arzte zu erwähntem Zwecke ein im ärztlichen Staatsdienste stehender Arzt gewahlt: so wäre damit zugleich Gelegenheit gemacht, sich unmittelbare Kenntniß des ärztlich Staatsamtlichen Geschäftswesens und Uebung in Fuhrung desselben zu erwerben.

§. 212.

Was übrigens die hierbei leicht in den Sinn kommende Einweihung in die sog. medizinische Politik betrifft, so mag man vor Allem wohl auf seiner Hut seyn, sie nicht in unwürdige Maasregeln und Kunstgriffe zu setzen, durch die man sich zu anderen Aerzten und zu den Layen in ein gewisses, oft meistens auf Trug und Schein (Charlatanismus) beruhendes, vortheilhaftes Verhältniß setze und darin erhalte. Vielmehr suche man sich bald gründlich davon zu überzeugen: daß die beste und sicherste medizinische Politik am meisten und festesten gegrundet seyn müsse auf eine möglichst solide wissenschaftlich ärztliche und auf eine ehrenwerthe rein menschliche Bildung.

3. Aneignung ärztlicher Beobachtungskunst und einer eigenthümlichen medizinischen Theorie.

§. 213.

Endlich muß schon in dieser Zeit Bedacht genommen werden, das ärztliche Beobachten methodisch zu betreiben und sich eine eigenthümliche ärztliche Theorie (wissenschaftliche Grundansicht) zu verschaffen, obwohl beides als nur durch die große und lange Schule des Lebens selber vollendbar muß angesehen werden.

Zu ersterem Zwecke dient ernste Betrachtung des Verfahrens beim Beobachten anderer, geübter Aerzte; denkendes Lesen der Schriften von tüchtigen Beobachtern (wie sie die Geschichte der Medizin hat kennen zu lehren) selber, deßgleichen von Schriften über Beobachtungs- und Erfahrungskunst an sich, und endlich damit verbundene Selbstprüfung, Selbstbeobachtung und Selbsterziehung.

§. 214.

Der Rath, nach Erwerbung einer eigenthümlichen ärztlich wissenschaftlichen Grundansicht zu streben, darf aber ja nicht mißverstanden werden. Es ist aber damit weder gemeint, daß sich jeder Arzt eine völlig originelle und vollständig ausgebildete Theorie zu erzeugen streben, noch sich auch nur eine fremde, wie sie ist, unbedingt aneignen solle. Vielmehr ist gerade vor diesem formellen Abschließenwollen bereits oben nachdrücklich gewarnt worden (§. 107.). Allein das Chaos des medizinischen Wissens, das es ohnedieß seyn würde, durch gewisse Grundgedanken, Prinzipien, Ideen zu einem eigenthümlichen Ganzen bis auf einen gewissen Grad verbunden, geordnet und belebt aufzufassen, darin auch wohl nur der Ueberzeugung gewisser Anderer, als deren nicht zu sklavischer Anhänger, zu werden, und so sich eine mächtige und wohlthätige Einwirkung des dann erst sich offenbarenden höheren Lebens der Heilwissenschaft auf ärztliche Praxis (Kunst) zu sichern — ist jedem sehr zu empfehlen, der mehr seyn will und kann, wie er es denn auch soll, als blind und unsicher, Seelen- und Geistarm wirkendes Werkzeug.

Anhang.

Auswahl aus der Literatur der Propädeutik zum Studium der Heilkunde.

1. Die Propädeutik selbst ganz oder zum großen Theile darstellende Schriften:

Dan. Sennert: methodus medicinam discendi. Marburgi 1672.

Herm. Conring: introductio in universam artem medicam, cura et studio G. C. Schellhammeri. Cum praef. Fr. Hoffmanni. Hal. et Lips. 1726.

I. B. Morgagni: idea nova institutt. medicar. medicum perfectissimum adumbrans. Lugd. Batav. 1740.

Herm. Boerhaave: methodus studii medici emaculata et accessionibus locupletata ab Alb. a Haller. Amst. 1751.

C. G. Ludwig: methodus doctrinae medicae universae, praelect. acad. accommodata. Lips. 1766.

C. G. Selle: studium physico-medicum oder Einleitung in die Natur- und Arzneiwissenschaften. Berl. 1782.

C. F. Reuss: primae lineae encyclopaediae et methodologiae universae scientiae medicae etc. Tubing. 1783.

Tissot: essay sur les moyens de perfectionner les études de médecine. Laus. 1785.

S. G. Vogel: kurze Anleitung zum gründlichen Studium in der Arzneiwissenschaft. Stend. 1791.

K. F. Burdach: Propädeutik zum Studium der gesammten Heilkunst. Leipz. 1800.

T. A. von Hagen: Methodologie der gesammten Medizin. Würzb. 1806.

J. W. C. Conradi: Grundriß der med. Encyklopädie und Methodologie. 2te Ausg. Marb. 1815.

Ludov. Herm. Friedlaender: de institutione ad medicinam libri duo. Tironum atque scholarum causa editi. Halae 1823.

E. Platner: programmata IX. Medicinae studium octo semestribus descriptum. Lips. 1797—99.

K. J. Windischmann: Versuch über die Medizin ꝛc. Ulm 1797.

Andr. Röschlaub: Magazin zur Vervollkommnung der theoretischen und praktischen Heilkunde. Frankf. 1798—1807. 10 Bde. — Bd. 1. S. 279 ꝛc. Röschlaub: über Definition und Eintheilung der Medizin — ebendas. Köllner: Ist Heilkunde als Wissenschaft möglich, und wie ist sie es? — ebendas. Erhard: über die Möglichkeit der Heilkunst — Derselbe a. a. O. Bd. 2. u. 3. Versuch eines Organons der Heilkunde. — ebendas. Bd. 1. S. 157 ꝛc. Geyer: Analytik des Begriffs der Heilkunst.

J. P. V. Troxler: Was ist Medizin? ꝛc. in s. Versuchen in der organischen Physik. Jena 1804. S. 257—378.

A. Fr. Marcus und J. W. F. Schelling: Jahrbücher der Medizin als Wissenschaft. Tübingen 1806—8. 3 Bde.

J. C. A. Grohmann: Philosoph. d. Medizin. Berl. 1808.

P. J. Schelver: Philosophie der Medizin. Frankf. a. M. 1808.

H. A. Göden: von dem Wesen der Medizin. Eine Einladungsschrift. Berl. 1813.

J. M. Leupoldt: Paieon ꝛc. Erlangen 1826.

2. Schriften in Betreff der hauptsächlichsten besonderen Beziehungen der Propädeutik.

a. Ueber Leben, lebendig, leblos, organisch, unorganisch.

Gottfr. Reinh. Treviranus: Biologie ꝛc. 1r Bd. Gött. 1802. Einleitung.

J. J. Wagner: über das Lebensprinzip, und A. Lorenz: über das Leben. Leipz. 1803.

K. E. Schelling: über das Leben und seine Erscheinung. Landsh. 1806.

J. P. V. Troxler: über das Leben und sein Problem. Gött. 1807.
L. Oken: Lehrbuch der Naturphilosophie. Jena 1809.
G. Prochaska: Versuch einer empirischen Darstellung des polarischen Naturgesetzes ꝛc. Wien 1815.
P. J. Schelver: über das Geheimniß des Lebens. Frankf. 1815 (?)
Lenhossek: phisiologia medicinalis. 1r Bd. Pest, 1816. Ingressus und physiologiae generalis. P. I. lib. I.
K. G. Carus: von den Naturreichen, ihrem Leben und ihrer Verwandtschaft (in der Zeitsch. für Natur- und Heilkunde. Bd. I. St. l. Dresd. 1820.)
J. F. L. Hausmann: Untersuchungen über die Formen der leblosen Natur. Bd. I. Gött. 1821.

b. Ueber Nothwendigkeit der Heilkunde.

Stahl: de necessitate artis medicae. Hal. 1712.
Fr. Hoffmann: de necessario sanis medico. Hal. 1733.
de Oberkamp· de medicorum necessitate in republica. Heidelb. 1789.
Gariel: essai sur la médécine et son utilité. Paris 1805.

c. Theorie und Praxis in der Medizin.

Fr. Hoffmann: de differentia medici et practici medicinae. Hal. 1716.
Junker: quod bonus theoreticus bonus quoque sit practicus. Hal. 1738.
Loescher: epistola de medicina scientifica ad praxin vtilissima. Dresd. 1783.
Erdmann: de nexu theoriam et praxin medicam intercedente. Viteb. 1798.
Lavater: de nexu theoriae cum praxi. Goett. 1800.
Schäffer: Versuch eines Vereins der Theorie und Praxis in der Heilkunst. 1r Th. Berl. 1817. 2r Th. Tub. 1820. 3r Th. Sulzb. 1826.

d. Gewißheit in der Medizin.

Stahl: de certitudine artis medicae. Hal. 1698. — Desselb. de auctoritate et veritate medica. Hal. 1705.

Boerhaave: de comparando certo in physicis. Lugd. B. 1715.

Richter: de medicina firmis certisque fundamentis innixa. Gott. 1752.

P. I. G. Cabanis: du degré de certitude dans la médécine. Paris 1788. Deutsch durch Ayrer. Gott. 1799.

Elsner: de incerti in arte medica fonte. Regiom. 1799.

John: diss. refellens communem illam objectionem, quod medicinae sit ars conjecturalis. Erf. 1730.

e. Ueber Hypothesen in der Heilkunde.

Charitius: de hypothesibus med. recte aestimandis. Viteb. 1796.

Brulley: essai sur l'art de conjecturer en médécine. Par. 1805.

Treviranus: Biologie. Bd. 1. S. 119. u. f.

f. Erfahrung in der Medizin einerseits und Speculation andrerseits.

Zimmermann: von der Erfahrung in der Arzneikunst. 3te Aufl. Zürich 1787.

Senebier: die Kunst zu beobachten. A. d. Franz. von Gmelin. Leipz. 1776.

Gruner: de observationum medicarum studio rite dirigendo. Jen. 1797.

J. Stoll: Versuch einer medizinischen Beobachtungskunst. Zürich 1802.

E. Horn: über den Werth der medizinisch. Erfahrung und über die Mittel sie zu erlangen. Berl. 1807.

J. C. L. Reddelsen: Versuch einer Beantwort. der Frage: ist den Aerzten das Studium der Erfahrung Anderer nützlich und nothwendig rc. Ratzeb. und Lüneb. 1809.

Bohn: de rationis et experientiae connabio in praxi medica. Lips. 1689. — Desselb. de experientia fallaci. Lips. 1710. — Desselb. an rationi aut experientiae in medicina primus sit deferendus locus. Lips. 1710.

Schellhammer: medicus philosophus ἰσοθεος. Jen. 1690.

van Doeveren: de imprudenti ratiocinio ex observationibus et experimentis medicis. Groning. 1754.
P. Moscati: de usu systematum in medicina practica; ex ital. in lat. serm. vert. A. Careno. Lips. 1801.
Hardege: de incertitudine experient. medic. Jen. 1801.
Schulze: de dignitate medic. philosoph. Viteb. 1812.
Fr. Hoffmanni: de ratione sana praeside universae medicinae. Hal. 1703. (Opp. T. V. p. 114.)

g. Ueber die Verbindung der Heilkunde mit anderen Wissenschaften und Berufsarten.

Bouvier: Mémoire sur cette question: est il vrai, que le médécin puisse rester etranger à toutes les sciences et à tous les arts, qui n'ont pas pour but d'éclairer sa pratique? Paris 1807.
Goelike: de studio mathematico cum medicina conjungendo. Frcf. 1740.
J. R. Lichtenstaedt: de studiorum humaniorum cum medicina nexu. Berol. 1815.
Schacht: de vtili historiae naturalis cum reliquis medicinae partibus conjunctione. Harderov. 1793.
Frefurt: de eximia philosophiae in arte medica utilitate. Lips. 1791.
Gebel: philosophiam criticam arti medicae non esse inimicam. Frcft. 1794.
J. C. W. Möhsen: Von der Verbindung der Arzneigelahrtheit mit den bildenden Künsten rc. in dessen Verzeichniß einer Sammlung von Bildnissen größtentheils berühmter Aerzte. Berl. 1770.
A. A. Scotti: catechismo medico, o sia sviluppo delle dottrine che conciliano la religione colla medicina. Napoli 1821.
L. Lebrecht: der Arzt im Verhältnisse zur Natur, zur Menschheit und zur Kunst. Mainz 1821.

h. Lob und Tadel der Heilkunde und der Aerzte.

Hippocrates: de arte etc.
Hieron. Cardanus: encomium medicinae (opp. T. VI. im Anfang).
Erasmus Roterodamus: encomium medicinae. Norimb. 1525.

Hemsterhuys: de medicinae necessitate, dignitate, causisque infrequentioris successus. Franeq. 1704.
Stahl: de potestate artis medicae. Hal. 1712.
Zwinger: de divinitate medicinae. Basil. 1725.
J. K. W. Möhsen: de medicis equestri dignitate ornatis; praemitt. diss. de vera felicitate e studio et exercitio artis med. capienda Philosopho et Christiano digna. Norimb. 1768.
G. v. Wedekind: über den Werth der Heilkunde. Darmst. 1812.
Gid. Harvey: de vanitatibus medicorum. Amstel. 1695. — Desselben Conclave of physicians etc. Lond. 1683.
E. F. Heister: apologia pro medicis atheismi accusatis. Amst. 1736.
Ueber die Medizin. Arkesilas (Ehrhard) an Sedemus in Wieland's Neu. Teutsch. Merkur 1795. Bd. 2. S. 337. — Dagegen: J. A. Maiby: Ehrenrettung einer unschuldig vor der Welt Verlaumdeten. Danz. 1797.
Aeskulap auf der Wagschale. Leipz. 1805.
Der schlechten Aerzte Schuldbuch, bekannt gemacht durch einen Freund der Wahrheit. Sulzb. 1810.
Juch: de charlataneria medica. Erf. 1747.
A. Everel: die Pfuscherei in der Arzneikunst und die Bildung der meisten deutschen Aerzte beleuchtet. Bresl. 1801.
Mises (Fechner): Panegyrikus der jetzigen Medizin und Naturgeschichte. Leipz. 1822.
Soliscus (Clossius): carmen de invidia medicis propria. Tub. 1784.
Diction. des sciens. med. Artikel: charlatanisme.

i. Schwierigkeiten, die Medizin zu erlernen und auszuüben:

Th. Bartholinus: de artis. med. difficultate. Hafn. 1668.
Fr. Hoffmann: de difficultatibus in medicina addiscenda. Hal. 1718.
Stahl: de morosis aegris prudentiam medici fatigantibus et flagitantibus. Hal. 1714.
Platz: de medicae vitae commodis et incommodis. Lips. 1781.

Haase: Progr. IV. de iis, quae artem difficilem reddunt. Lips. 1798. sq.
D. Breinersdorf: über die falsche Beurtheilung des Arztes vom Nichtarzte. Bresl 1807.
Th. a Thuessink: de ancipiti medicorum fama. Groen. 1810.
(K. W. Rose): von der Geduld, besonders eines Arztes am Krankenbette. Frkft. 1791.
Eckold: de nonnullis iisque praecipuis vitiis prudenti medico sedulo vitandis. Lips. 1800.
Hufeland: die Verhaltnisse des Arztes. Berl. 1808.
Heinecken: de medicorum scandalis sive de morbis curatu difficilibus et insanabilibus. Hal. 1748.
Platz: artis medicae infirmitas. Lips. 1778.

k. Erforderniſſe zum Arztwerden.

Stahl: de attentione medico-practica. Hal. 1711. — Ejusd. de abstinentia medici. Hal. 1709. — Ejusd. de temeritate, timiditate, modestia et moderatione medica. Hal. 1706.
Sam. Carl: decorum medici. Buding. 1719.
M. Alberti: de voto castitatis medico. Hal. 1736.
Matthiae: epist. ad Gesnerum de habitu medicinae ad religionem. Gott. 1739.
Petit: essai sur la medécine du coeur. Lyon. 8.
Petiscus: Ausbildung des Arztes zum edeln Menschen. Berl. 1811.
P. Bienvenu: des qualités morales du médécin etc Par. 1817.
Kletten: de ingenio medici. Gryph. 1797.
Thouret: ergo habiliores ad medicinam, qui imaginatione pollent. Par. 1774.
Richter: de silentio med. Gott. 1752.
Rosenblad: de audacia et timiditate. Lund. 1783.
M. van Geuns: de humanitate, virtute medici praestantissimo. Harderov. 1790.
Teichmeyer: de medico bene valente. Jen. 1729.
W. G. Ploucquet: der Arzt, oder über die Ausbildung ꝛc. des Arztes, Tüb. 1797.
König: der Arzt wie er ist und wie er seyn sollte. Zurich 1806.
Van der Linden: de necessariis futuro medico (Select. med. N. 1. Franeg. 1642).

Laur. Joubert: de praesidiis futuri excellentis medici. Genev. 1680.
Roberg: de requisitis futuri medici (Upsal. v. Wallerii Collect. 1768).
E. Platner: de educatione futuri medici. Lips. 1808.
Fr. Hoffmann: de ratione sana praeside universae medicinae. Hal. 1703.
J. M. Aepli: Abbildung des wahren Arztes ꝛc. Schafh. 1773
Kuhn (Richter): diss. medici ex omni parte perfecti imaginem sistens. Lips. 1798.

l. Besondere Punkte der Methodologie.

Detharding: quaest. an studiosus imprimis medicinae citra vivam doctoris vocem propria industria sufficientem sibi comparare queat scientiam. Rost. 1734.
Ettmüller: de lectione auctorum in medicina. Lips. 1702.
Hofstetter: epistola de legendis libris medicis. Hal. 1704.
(Schubert?): Briefe über das Studium der Medizin für Jünglinge, die sich ihr widmen wollen. Leipz. 1805.
Ludwig: de non praecipitando medicinae studio. Lips. 1772.
Gehler: de noxa e nimis praecipitato studio medicinae oriunda. Lips. 1792.

m. Reisen.

J. P. Frank: de medicis peregrinantibus. Ticin. 1792. (delect. opuscul. Vol. IX.)
Ludw. Frank in Froriep's Notizen aus dem Gebiete der Natur- und Heilkunde. 4r Bd. Nr. 2. (1823): Bemerkungen über die Mittel, Reisen für ärztliche Bildung am vortheilhaftesten einzurichten.
K. A. Rudolphi: Bemerk. a. d. Gebiete d. Naturgesch., Med. u. Thierarzneik. auf einer Reise durch einen Theil von Deutschland, Holland und Frankreich. 2 Thle. Berl. 1804 — 5.
J. Frank: Reise nach Paris, London u. einen großen Theil des übrigen Englands u. Schottlands, in Beziehung auf Spitaler, Versorgungshauser, Ar-

meninstit., medizin. Lehranstalten, und Gefängnisse. 2 Thle. Neue Aufl. Wien 1816.

K. M. Andre: neuester Zustand der vorzüglichsten Spitäler und Armenanstalten in einigen Hauptstädten des In- und Auslandes. 1r Thl. Paris. 2r Thl. übriges Frankreich, Schweiz, Holland u. Deutschl. Leipz. 1810 — 11.

L. Valentin: voyage médical en Italie, fait en 1820 etc. Nancy 1822.

J. L. Casper: Charakteristik der franz. Medizin, mit vergleichenden Hinblicken auf die engl. Leipz. 1822.

n. Antritt der Privatpraxis.

J. P. Frank: de instituendo ad praxin medico. Gott. 1781.

(F. A. May): Stolpertus, ein junger Arzt am Krankenbette. Manh. 1 — 2r Thl. 1800. 3 — 4r Thl. 1798 — 1802. 5r Thl. 1807.

(H. L. A. Osthoff): Ed. Niederhold's, eines jungen deutschen Arztes Lehrjahre. 2 Thle. Lemgo 1808—9.

E. Angeli von Incola: der junge Arzt am Krankenbette. Aus d. Ital. v. C. Choulant ꝛc. Leipz. 1823.

o. Medizinische Lexika.

Stephan. Blancardus: Lexicon medicum tripertitum. Ed. noviss. Jac. Fr. Isenflamm. Lips. 1777. 2 Bde.

Onomatologia medica completa oder medizinisches Lexicon ꝛc. v. e. Gesellsch. Gelehrten herausg. 1756. Neue, vermehrte und verbess. Aufl. von J. P. Eberhard. Leipz. 1777. 3 Thle. — Deutsch mit Zusätzen von G. C. Kletten, Wien 1788. 3 Thle.

C. G. Knackstedt: Erklärung lateinischer Wörter, welche zur Zergliederungsk., Physiol., Pathol., Wundarz. und Geburtshülfe gehören. 4te Aufl. herausg. v. Lucas. 2 Thle. Erf. 1821.

H. Brandeis: medizin. Wörterbuch oder etymol. Erklärung der im Gebiete der neuern Arzneik vorkommenden griechischen Wörter. 2te Aufl. Tub. 1820.

L. A. Kraus: kritisch etymol. mediz. Lexicon für Aerzte, Chemiker ꝛc. Gött. 1821.